《中医药文化与健康》项目实践与探究

第一册

主　编◎李　芹　吴锦忠

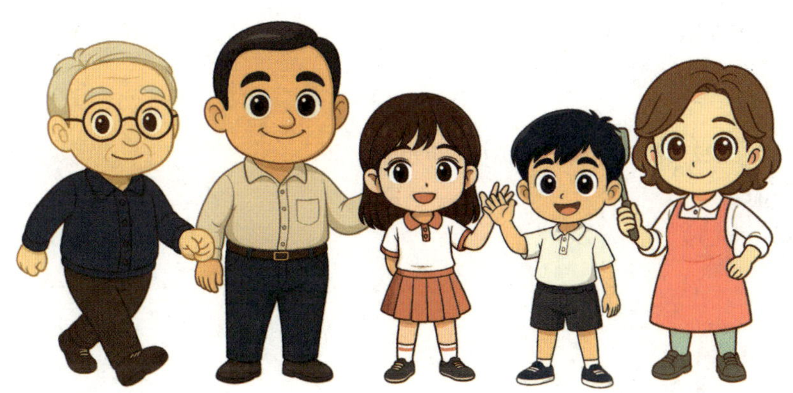

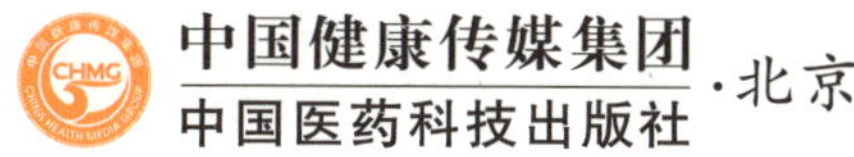
中国健康传媒集团
中国医药科技出版社·北京

内容提要

中医药是我国传统文化的一部分，中医药文化传承的根基和希望在孩子。本书是由中医药高校教师、中医药医疗机构中医师和中药师、中小学教师和媒体工作者等组成编写团队，围绕学生学习、生活和社会活动过程中与中医药相关的知识，以科普和趣味的写作风格编写而成。全书分为 4 个单元，共 16 节，每一节包括情境故事、讲解说明、项目实践、交流评价、素养表现 5 个部分，能促进孩子们从小养成正确的生活习惯和方式，提高他们对中国传统文化的兴趣。本书既可以作为中医药文化进校园读本，供中小学阶段师生开展劳动教育课程、科学教育课程和综合实践活动时使用，也可以作为探究中医药文化科学活动的参考读本。

图书在版编目（CIP）数据

《中医药文化与健康》项目实践与探究 . 第一册 / 李芹，吴锦忠主编 . -- 北京：中国医药科技出版社，2025. 8. -- ISBN 978-7-5214-5458-1

Ⅰ . R2-05；R212-49

中国国家版本馆 CIP 数据核字第 2025SP3685 号

美术编辑 陈君杞
版式设计 也 在

出版 **中国健康传媒集团** | 中国医药科技出版社
地址 北京市海淀区文慧园北路甲 22 号
邮编 100082
电话 发行：010-62227427 邮购：010-62236938
网址 www.cmstp.com
规格 787 × 1092 mm 1/16
印张 9 3/4
字数 184 千字
版次 2025 年 8 月第 1 版
印次 2025 年 8 月第 1 次印刷
印刷 天津市银博印刷集团有限公司
经销 全国各地新华书店
书号 ISBN 978-7-5214-5458-1
定价 43.80 元

获取新书信息、投稿、为图书纠错，请扫码联系我们。

编委会

主　编　李　芹　吴锦忠

副主编　黄泽豪　吴良捷　蔡宗胜

编　委　（按姓氏笔画排序）

王卫红　刘文珊　刘玉凤　刘艳华　李　丹　李　婵
李汉兴　李西海　肖　芳　吴仕明　邹小兴　沈双宏
宋　曼　张玉芳　陈　玮　陈宇星　陈剑钰　陈舜喜
林　靓　林心榆　林宏琳　林熙勇　易　骏　周　文
郑可男　郑丽娜　郑炎灵子　胡丽风　洪美珠　原　丹
凌炎峰　黄秀月　傅武胜　谢涵斌　缪锦星

参编单位

福州市中医药学会
福建省药学会中药和天然药物专业委员会
福建教育学院
福州广播电视台
福建中医药大学
福建卫生职业技术学院
福建农林大学林学院
福建省疾病预防控制中心
福建医科大学孟超肝胆医院
福州市中医院
福州市第一总医院
福州市第二总医院
连江县中医院
福州教育学院附属第一小学
福建幼儿师范高等专科学校
福建仲景医药有限公司
福州盘屿中医骨科医院
福建省陈修园研究会
福安市实验小学阳泉校区
福州市船政小学

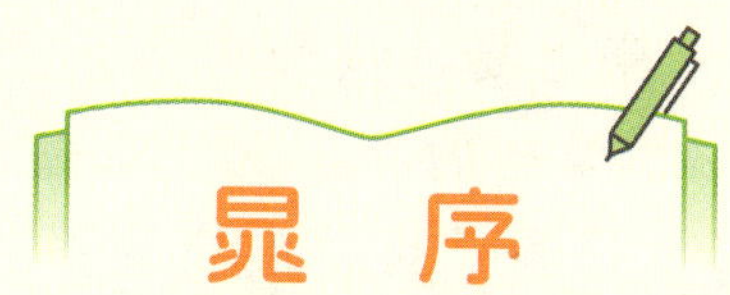

晁序

近年来，中医药文化进校园的活动越来越多，这不仅仅是因为中医药文化悠久的历史及丰富的沉淀，更是因为其独特的魅力及对学生身心健康的重要影响。中小学是一个特殊的年龄阶段，同学们正处于“体魄逐渐强壮，心智日趋成熟”的关键时期，同时知识层面也正在全面提升，求知欲旺盛。我非常高兴能为本书写序，本书的出版是传承和发展中医药文化的重要举措。

中医药是中华民族的瑰宝，它源远流长、博大精深，承载着中华民族几千年的健康智慧和实践经验。中小学生作为国家未来之栋梁，需要了解和传承祖国传统文化，而中医药文化恰恰是其中的一部分，开展中医药文化进校园活动，可以培养学生对中华传统文化的认同感和自豪感，增强他们的文化自信。中医药文化进校园可以帮助学生了解中医药的基本理念、中医诊疗方法和养生保健知识，从而促进中小学生养成良好的生活习惯和维护身体健康的意识。通过中医药文化的学习，学生可以学到如何预防疾病、保持身心健康的方法，这对于他们的成长和发展非常有益。因此我非常支持开展中医药文化进校园活动，并希望更多的人能够关注和参与其中。

中医药学蕴含着丰富的人生哲理，“阴阳”“五行”等学说的提出，形成了中国特有的治疗体系，那就是中医理论体系。中医理论强调人体与自然的和谐统一，认为人体是一个有机的整体，疾病的产生是由于人体内部失衡或与外界环境不协调所致。这种整体观念和辨证论治的思想，对于我们理解生命、健康和疾病具有重要的启示意义。同时，中医理论也体现了中国传统文化中的哲学思想，如道、气、阴阳等，这些思想对于培养学生的哲学思维和文化素养非常有帮助。

中医养生注重“和”的理念、身心一体的调理、“情志相胜”的理论，即通过调节情绪来达到养生的目的，深受现代心理学家的青睐。这一理论强调情绪与身体健康之间相互影响，也提供了具体的情绪调节方法，对广大中小学生缓解自己的心理压力，维护心理健康，可谓是意义深远。除此之外，常规的中医保健方法，包括按摩、艾灸等，都有助于中小学生缓解紧张的学习压力。这些保健方法简单易行，且效果明显，中小学生在日常生活中就可以自行操作，从而保持良好的身心状态。

中小学时期是人生中十分重要的成长阶段，且身体健康和心理健康之间密不可分。中医药文化对中小学生的身心发展有着独到的价值理念，如“不治已病治未病”，这一观点不仅强调了预防疾病的重要性，更为中小学生提供了一个全面保障身心健康的独特视角和策略，以积极主动地维护身体的和谐与健康。

当然，中医药文化进校园并不意味着要将每个学生都培养成为中医医生，而是要让同学们了解中医药文化的内涵和价值，从而培养对传统文化的尊重和热爱。同时，中医药文化也可以作为一种教育资源，帮助学生提高综合素质，培养创新思维和实践能力。对于中小学生来说，学习理解中医药不是一件容易的事情，但是我相信，只要同学们能够用心学习和研究，就一定能够体会到中医药的博大精深和神奇魅力。我相信，在大家的共同努力下，中医药文化一定能够在校园里落地生根、开花结果，为传承和弘扬中华文化、促进学生全面发展做出积极贡献！

国医大师　晁恩祥

2025 年 4 月 28 日

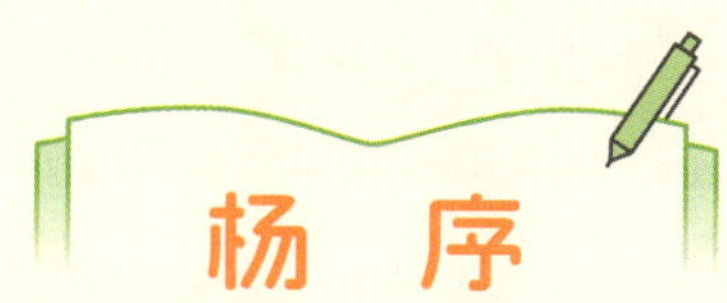

杨序

中医学、中药学，这株根植于华夏沃土五千年的生命之树，是我国传统科学与文化交融的璀璨结晶。它不仅是治病救人的技艺，更是中华民族认识生命、维护健康、追求天人合一的深邃智慧体系。诚如毛主席给予的高度评价："中国医药学是一个伟大的宝库。"也如习近平总书记深刻指出的："中医药是中华民族的瑰宝。"这份沉甸甸的赞誉，源于其穿越时空的恒久价值——中医药为中华民族的生生不息、繁衍昌盛构筑了坚实的健康屏障，其独特的理念与实践经验，亦如润物无声的清泉，持续滋养着世界文明，体现了东方医学的哲思与方案。

回望历史长河，中医药的智慧之光早已熠熠生辉。我国现存最早的医学典籍《黄帝内经》系统阐述了人体生理、病理及养生之道，提出了"上古之人，其知道者，法于阴阳，和于术数……度百岁乃去"的康寿理想，奠定了中医学理论大厦的基石。及至明代，被莫斯科国立大学尊为"世界伟大科学家"的医药学巨擘李时珍，以毕生心血铸就《本草纲目》。这部旷世巨著纲举目张地记载了1892种药物，其严谨的分类方法和丰富的实践经验，是东方药物学的巅峰之作。它跨越国界，被译为英、法、德、日等多国文字，惠泽全球。英国生物学家达尔文在《动物和植物在家养下的变异》等著作中曾多次引用其内容，并赞誉其为"中国古代的百科全书"。再看针灸疗法，这门凝聚着经络腧穴智慧的精湛技艺，作为最早走向世界的中医瑰宝之一，如今已在全球196个国家和地区落地生根，是中华文明贡献给全人类的独特健康钥匙。近现代以来，中医药的创新活力依旧蓬勃。从古老验方中走出的青蒿素，以其卓越的抗疟功效挽救了全球数百万条生命，闪耀着传统智慧与现代科学结合的光芒。在抗击新型冠状病毒的艰苦卓绝斗争中，中医药更是全程深度参与，形成了独具特色的"中国方案"，其显著的预防、治疗和康复效果，及与西医学优势互补、协同作战的经验，获得了世界卫生组织的高度认可，并郑重向其成员国介绍中国的中西医结合诊疗模式，再次证明了中医药在应对突发公共卫生事件中的关键作用。

由此可见，中医药学绝非尘封的古董，而是一座蕴含丰富且实用的生命科学宝藏。它提供了从日常养生保健、疾病预防，到精准治疗、后期康复的全方位、全生命周期的健康服务理念与方法。其“未病先防”“既病防变”“瘥后防复”的治未病思想，其“天人相应”“形神一体”的整体观念，其“辨证论治”“三因制宜”的个体化诊疗模式，都蕴含着对生命规律深刻洞察的普世价值。

本书正是为青少年量身打造的一座通往中医药宝库的桥梁。其精心设计的体例环环相扣，旨在通过生动、互动、实践的方式，让抽象的理论变得可触、可感，让古老的文化焕发青春的活力。“情境故事”引导思考；“讲解说明”传递知识；“项目实践”鼓励动手探索（如辨识常见草药、制作香囊等）；“交流评价”促进反思与协作；“素养表现”关注综合能力的提升。希望同学们能积极参与到每一个环节中，动手做，用心悟，让中医药的智慧真正融入生活。

少年智则国智，少年强则国强。中医药事业的传承、创新与发展，需要一代代新鲜血液的注入。我由衷地期望，通过对本书的学习和探索，能让更多的同学被中医药的独特魅力吸引，在心中萌发对生命科学的浓厚兴趣。期待在未来的杏林春色中，看到你们奋发有为的身影！

谨以此序，与广大学子共勉！愿中医药文化的种子，在你们心中生根发芽，枝繁叶茂！

国医大师　杨春波

2025 年 4 月 28 日

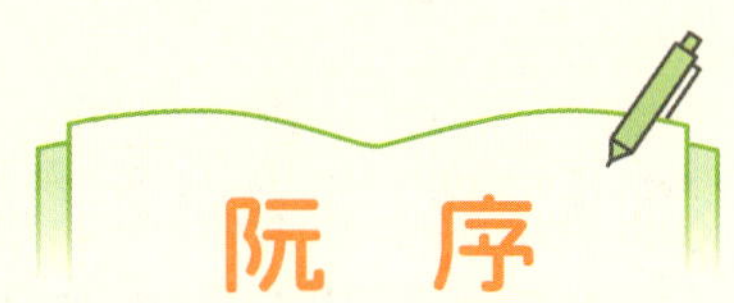

阮 序

中华文明，源远流长。在千百年历史中沉淀的精华里，中医学是一颗璀璨的明珠。

从刀耕火种的生存实践，到南征北战的跌打损伤，中华民族在与疾病的斗争中，在中国传统文化的基础上，逐渐建立了应对疾病的特色理论体系、诊疗措施、养生方法。这就是护佑了中华民族数千年繁衍和健康的中医药文化。时至今日，虽然西医学已经取得了长足进步，但中医药学依然生生不息，为人类提供了另一种健康思维模式和另一种医学解决方案。有效治疗疟疾的青蒿素，则是中医药对全世界的馈赠。

在积极构建人类命运共同体的今天，东西方文化的深度交融，不可避免地存在一些激烈的碰撞。坚持道路自信、理论自信、制度自信、文化自信，方能获得坚守的从容、鼓舞奋进的勇气、焕发创新的活力。中华民族在漫长的历史中保持自己，广纳八方。坚定文化自信，需要从更多角度了解中华传统文化，在实践中验证中华传统文化。

这本主要面向中小学生的中医药文化读物，从生活中常见的中医药适宜技术应用场景出发，图文并茂地为同学们提供中医药文化知识。本书在讲解中医药文化、普及安全教育、介绍风土人情和历史知识的同时，还提供项目实践、交流评价、素养表现等方面的参考内容，鼓励同学们在阅读之余积极实践，更好地从中医药文化的现实体验中加深对中华传统文化的了解，增强对中华传统文化的自信，激发爱国热情。

《大医精诚》言:“先发大慈恻隐之心，誓愿普救含灵之苦。若有疾厄来求救者，不得问其贵贱贫富，长幼妍媸，怨亲善友，华夷愚智，普同一等，皆如至亲之想。亦不得瞻前顾后，自虑吉凶，护惜身命。见彼苦恼，若已有之，深心凄怆。勿避险巇、昼夜、寒暑、饥渴、疲劳，一心赴救，无作功夫形迹之心。如此可为苍生大医。”这是从医之德，也是为人处世之理。普及对疾病的理解，提升的是日常生活中的换位思考能力，以及把事业做好的专注。

中国人民政治协商会议福建省委员会副主席　阮诗玮

2025 年 4 月 28 日

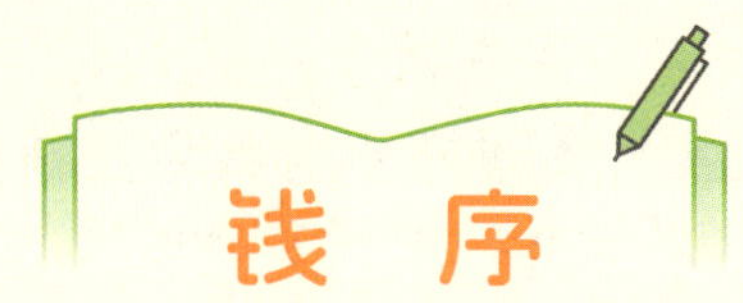

钱序

中华文化源远流长，至今已有5000多年历史，能够代表中华传统文化符号的东西很多，如中国书法、画作、美食、戏曲、武术、中医药等，半数以上的中外人士认可中医药是中华文化的典型符号。中医药学不仅有防病治病的疗效、指导临床辨证思维的理论，更具有深邃的中国传统文化内涵，是中国传统文化的重要组成部分，因而中医药当之无愧地被学者誉为中国的“新四大发明”之首（中医药、丝绸、雕版印刷、十进制计数）。如今，在新时代的背景下，将中医药文化引入学校教育，这不仅是对传统文化的传承，更是对未来健康事业的投资。

神农尝百草、黄帝论医药、伏羲制九针等传说，蕴含着几千年中医药文化的精髓。《诗经》和《周易》的完善很大程度上推进了中医药的发展。“医祖”扁鹊在总结前人经验的基础上，提出了“望闻问切”四诊疗法，即观气色、听声息、询症状、摸脉象。

“建安三圣”有张仲景、华佗、董奉。张仲景被西方称为“中国的希波克拉底”，其旷世奇作《伤寒杂病论》提出了对后世影响深远的“八纲辨证”和“六经辨证”。《伤寒杂病论》被西晋王叔和分为《伤寒论》与《金匮要略》两本，同时也是日本汉方医学的主要基础。华佗也是全能的外科医生，是“外科鼻祖”，自制“麻沸散”在手术时减轻患者的痛苦。福州长乐的董奉在庐山行医，居山不种田，治病不取钱，重病愈者栽杏五株，轻者一株，数年得杏十万余株，董奉每年货杏得谷，旋以赈救贫乏，供给行旅不逮者（旅客断了盘缠的），岁二万余斛，于是有了“杏林春暖”之说，“中药百熬香飘千里，中医百治誉满杏林”，“杏林”成了中医学代名词。

西晋王叔和集脉学大成，系统归纳24种脉象，汇编《脉经》。东晋葛洪所著《肘后备急方》是中国第一部临床急救手册，其中有世界上最早治天花等病的记载，其提倡用狂犬脑组织治疗狂犬病，被认为是中国免疫思想的萌芽。

唐代医学教育主要包括家传、师授、自学和官方医学校等。由官方机构组织编排的《新修本草》被认为是世界上最早的药典。药王孙思邈著成《备急千金要方》和《千金翼方》，提出“大医精诚”理念。

宋代开国皇帝赵匡胤可以为士兵治病疗伤。宋代官修本草著作《本草图经》由时任丞相福建同安的苏颂主编，是一部承前启后的药物学巨著。北宋医学家王怀隐主编的《太平圣惠方》堪称当时的中医药巅峰之作。

金元时期产生了四大医学流派，即刘完素的火热说、张从正的攻邪说、李杲的脾胃说和朱震亨的养阴说，合称金元四大家。

明代医药学家李时珍耗时27年，呕心沥血著《本草纲目》，达尔文称其为“中国古代的百科全书”。明代以前，临床治病主要参考《伤寒论》，明代诞生了新的关键性医学流派——温病学。明末吴有性著《温疫论》，认为疫病起源于戾气，从口、鼻而入，认为不应该采用传统伤寒学派主张的热性药物，而应使用正治法“寒者热之，热者寒之”。

清代时，温病学得到了进一步发展，当时叶桂、薛雪、吴瑭、王士雄被称为温病四大家。

随着现代社会的发展，中医药在临床实践中的应用越来越广泛。不仅在传染性疾病、慢性病等方面有着显著疗效，而且在肿瘤、康复等领域也展现出独特的优势。同时，中医药还在公共卫生、健康管理等方面发挥着重要作用。

欲明中医理，先学中医史。跌宕起伏的中医学发展史，是中华民族兴衰沉浮历史的缩影。

“宇宙大天地，人身小天地”“天食人以五气，地食人以五味”，让中医药文化走进中小学课堂，是培养学生健康素养和文化自信的重要途径。通过开设中医药文化课程、举办中医药文化讲座和实践活动等方式，可以增强学生的中医药文化意识和健康意识，提高他们的健康素养和自我保健能力，也可以通过媒体宣传、社会科普等形式，让校园成为中医药历史的记录者、文化传播的弘扬者、舆论导向的把握者、传承创新的推动者和坚强的舆论阵地守护者。

福建省卫生健康委员会中医处处长　钱新春

2025年4月30日

编写说明

中医药文化是我国各族人民在长期生产生活和同疾病做斗争中所创造的物质财富和精神财富的总和，是我国优秀传统文化的重要组成部分。科学普及中医药文化知识，可有效推动中医药文化的创造性转化、创新性发展。

国家义务教育《劳动课程标准》（2022 年版）明确指出：义务教育劳动课程以丰富开放的劳动项目为载体，重点是有目的、有计划地组织学生参加日常生活劳动、生产劳动和服务性劳动，让学生动手实践、出力流汗、接受锻炼、磨炼意志，培养学生正确的劳动价值观和良好的劳动品质。

将中医药文化以项目实践与探究为载体的形式“落地”中小学，不仅符合义务教育劳动课程的要求，也适用于科学课程和综合实践活动开展的需求，其目的是培养学生适应未来中医药发展需要的正确价值观、必备品格和关键能力，发展学生的核心素养，引导学生明确中医药文化的发展方向，成长为德、智、体、美、劳全面发展的社会主义建设者和接班人。

本书基于“安全性、科学性、实操性”原则，设立中医药文化项目式主题学习活动，带动课程综合化实施，强化实践性要求和学生主动参与，激活学生“前概念”意识和探究科学潜能，引导和帮助学生完成对中医药科普知识的建构过程、参与教学过程、发表个人意见、参与探究设计、参与课堂辩论，强化学生具备传承传统文化、提升劳动技能和探究科学创新的意识，避免“学生被动接受知识、老师单纯传授知识”的教学模式。

本书可帮助学生掌握中医药科学研究的技能和方法，理解中医药科学研究的过程和方法，树立中医药科学探究的态度和习惯，建立中医药科学探究的观念。着力培养学生提出问题和设计研究方案的能力、研究操作和记录数据的能力、分析和解释数据的能力以及交流研究结论的能力。

为了适应当前国内外“探究式和辩论式”教学模式，由中医药高校教师、科研机构科研人员、中医药医疗机构中医师和中药师、中小学教师和媒体工作者等组成的编写团队，围绕学生学习、生活和社会活动过程中与中医药相关的科学技术，以科普和趣味的写作风格、图文并茂与有声动漫结合的方式，编写了本书。全书共16节，每一节包括情境故事、讲解说明、项目实践、交流评价、素养表现等内容。本书为融合出版物，即纸质读本有机融合电子有声动漫（可关注“福州市中医药学会”和“福州少儿频道”微信公众号观看），将项目实施过程的关键技术步骤以短视频形式解读，确保师生能够独立完成项目实施的整个过程。

随着新一轮课程改革的推进，劳动教育科研已成为新形势下对当代中小学师生的时代要求。希望本书能加深中小学师生对中医药文化的进一步了解，以及对中华优秀传统文化的兴趣。本书既可以作为中医药文化进校园劳动教育课程、科学教育课程和综合实践活动开展的校园读本，也可以作为探究中医药文化科学活动的参考读本。

编委会

2025年4月30日

目录

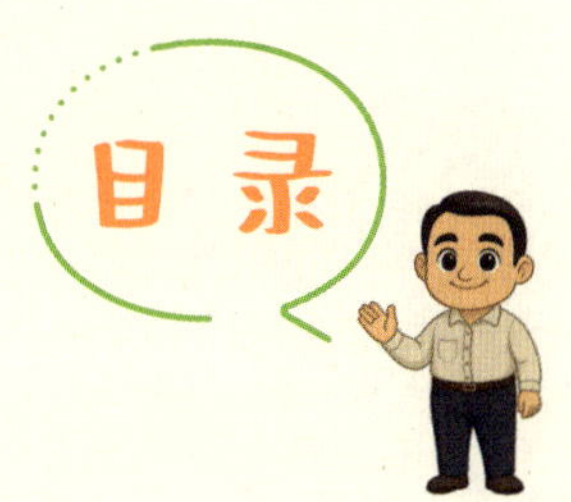

第一单元 急救守护小卫士

第二单元 经络养生小课堂

第三单元 中药生活小实验

古今智慧小探索

第一单元

急救守护小卫士

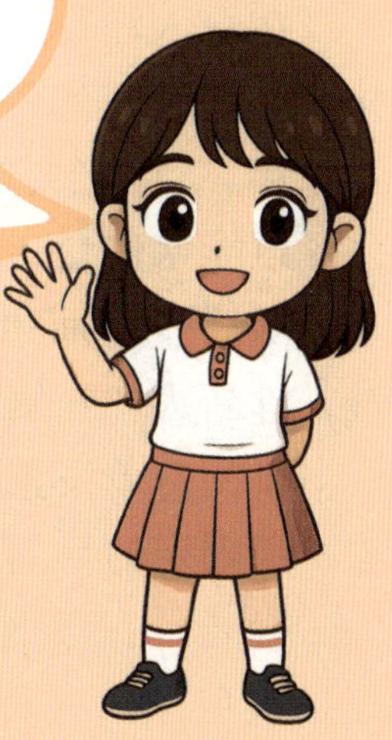

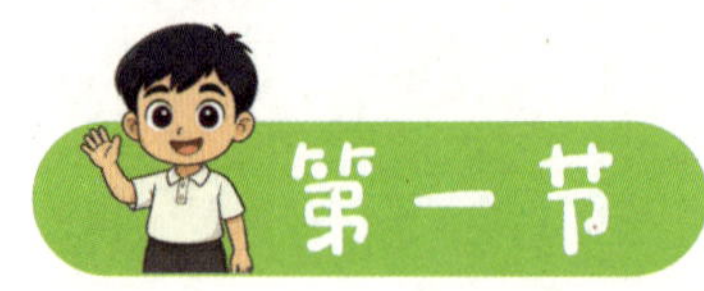

第一节

运动受伤不用慌，小夹板来帮你忙

情境故事

“传球！”小闽像只灵活的松鼠在篮球场穿梭，今天是她们班和初二（3）班的女子篮球友谊赛。突然“咔”的一声脆响，左膝盖传来钻心的疼痛，她重重跌坐在塑胶场地上。

“小闽膝盖肿得像馒头！”围过来的同学七嘴八舌。有人要扶她起来，有人掏出活络油。这时，闻讯后的校医张老师提着药箱快步走来：“大家别碰伤腿！”同时安排现场同学有的去器材室拿长木板，有的去医务室取冰袋。

在众人注视下，张老师用运动绷带将冰袋固定在肿胀处，接着将四块木板分别放在膝盖的前、后、左、右。“这是中医的‘四门固定法’，就像给关节穿上盔甲。”张老师边示范边讲解：“中间这两道绷带要像系红领巾那样打活结，松紧以能塞进食指为准。”

随后张老师和同学们一道护送小闽到医院做进一步治疗。经过医院影像检查，诊断为“左侧膝关节半月板损伤”。

小闽盯着发紫的膝盖问：“木板固定住左侧膝关节，一时间也没觉得疼痛消除，那固定的目的是什么？”

张老师：“我刚才的处理采用了中医的小夹板固定技术。肢体损伤后的固定是避免搬运过程二次损伤的基础，有利于转运后的进一步治疗和康复。”

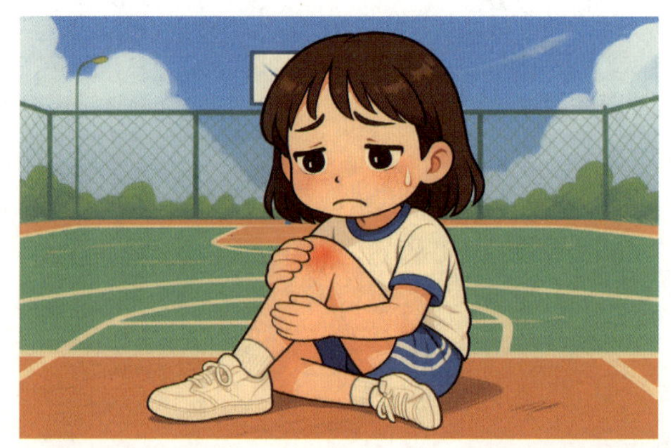

康复后的小闽对小夹板倍感兴趣，在张老师的帮忙下，自己制作了小夹板模型，恍然大悟：“原来系绷带要像系鞋带，太紧会阻碍血液循环，太松又起不到固定作用。”“没错。”张老师赞许道：“下周的急救社团课，就由你来示范小夹板固定吧！”

一 身体里的“橡皮筋”王国

我们的关节就像精密机械，包裹着肌腱、韧带这些“橡皮筋”。剧烈运动时，这些组织可能被过度拉伸甚至撕裂。中医学将这类损伤称为“筋伤”，就像橡皮筋失去弹性一样需要修复。

二 急救四部曲

当运动损伤发生时，在伤情不明确的情况下，采用中医小夹板固定可以稳定受伤部位，提供支撑和保护，防止搬运患者时造成二次损伤，同时夹板固定还可以帮助患者减轻疼痛，减少肿胀。膝关节扭伤时，在实施小夹板固定之前，要注意以下几点。

1. 安全暂停

受伤后立即停止运动，避免加重损伤。

2. 冷静观察

检查是否有出血、畸形，轻轻触碰测试疼痛范围。

3. 简易固定

利用书本、硬纸板等制作临时夹板。

4. 智慧搬运

保持伤肢高于心脏位置，用门板等硬质担架转移送往医院。

三 神奇的“PRICE”处理原则

中医小夹板固定膝关节最佳时期是急性期。急性期处理要点是制动、止痛、止血，防止肿胀进一步加重。因此除了小夹板固定膝关节，临床上还主张“PRICE”处理原则。

PRICE 处理原则为运动损伤现场紧急处理原则，如有其他并发症或者严重情况需在专业人士或医务人员指导下进行。

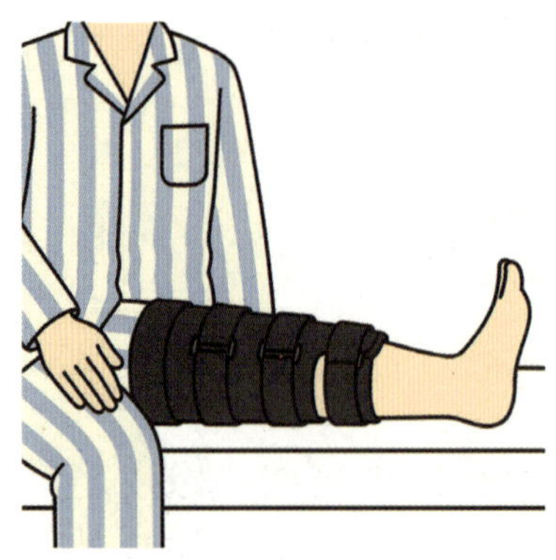

P Protection（保护）
用小夹板构建临时“安全屋”，防止进一步的伤害。

R Rest（休息）
制动休息，给身体按下暂停键。

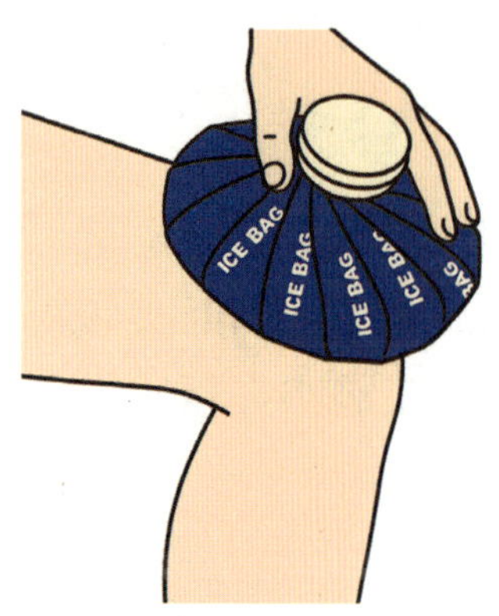

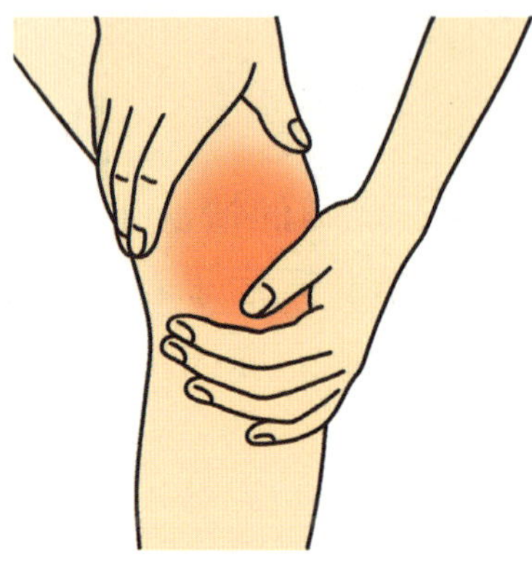

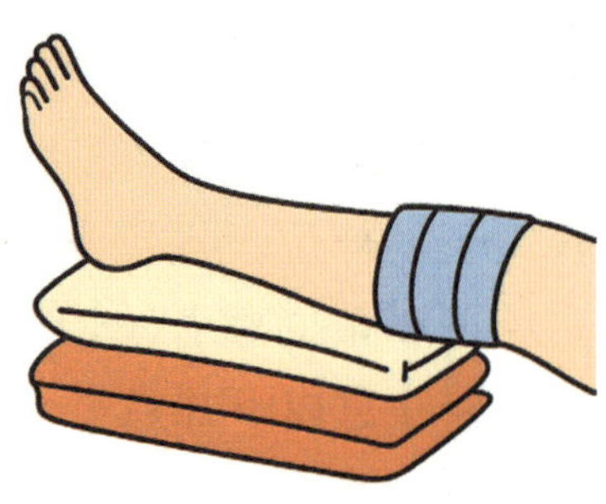

I Ice（冰敷）
用毛巾包裹冰袋冷敷，每次不超过 20 分钟。

C Compression（加压）
通过局部按压，可以减少损伤部位组织液和血液渗出，减轻肿胀，同时用弹性绷带从远心端向近心端螺旋包扎。

E Elevation（抬高）
伤肢垫高（高于心脏的位置），促进血液回流。

四 康复三重奏

1. 急性期（0~2 周）

遵循“制动黄金法则”，24~48 小时采用冰敷，促进毛细血管收缩，48 小时后配合红花油轻柔按摩。

2. 稳定期（2~6 周）

在医生指导下进行抬腿练习，使用艾灸促进修复。

3. 恢复期（6 周后）

通过靠墙静蹲等训练重建肌肉记忆。

五 小夹板的科学奥秘

优质夹板应具备“三明治结构”：外层硬质板材提供支撑，中层棉垫分散压力，内层纱布保持透气。固定时注意露出指（趾）端，便于观察血液循环。

一 项目名称

中医小夹板固定膝关节。

二 项目设计

材料和仪器

1. 材料

医用小夹板 4 块（长度 30~40 厘米），加压垫 3~4 个，绷带 2~3 卷。

2. 仪器

剪刀 1 把，用于放置材料的托盘 1 个。

实施场所

干净整洁的桌面或操作台。

操作人员

2~3 人一组，其中一位同学扮演伤者。

实验内容

1. 中医小夹板固定膝关节操作

选择合适长度和宽度的小夹板，小夹板长宽大小要因人而异，四块夹板总宽度以占肢体周径 4/5 为宜；选择合适的肢体固定体位，膝关节处于自然平放的伸直状态，以髌骨的骨性突起为中心，先在骨性凸起的部位覆盖加压垫，然后在膝关节上、下、左、右侧放置小夹板，再以合适的力度进行绷带捆扎，即可固定膝关节。

2. 影响小夹板固定膝关节效果的因素

（1）选择的夹板长度、宽度不适当，不能起到牢固固定的目的。

（2）未正确使用加压垫，容易造成局部压迫性损伤。

（3）绷带捆扎力度不合适，过紧或过松。

三 项目实施

伤情评估与器材准备

1. 皮肤检查

观察膝关节周围皮肤有无破损、肿胀或水疱。若发现轻微破损，先用碘伏消毒并覆盖无菌纱布；若破损严重，影响放置夹板，则暂不固定，待皮肤破损修复后固定。

2. 材料选择与校准

（1）材料选择：选择 4 块医用夹板（长度 30~40 厘米，总宽度占肢体周径 4/5），确保棉垫覆盖髌骨等骨突部位。

（2）校准：检查绷带弹性（拉伸后回弹正常）、夹板边缘是否光滑无毛刺。

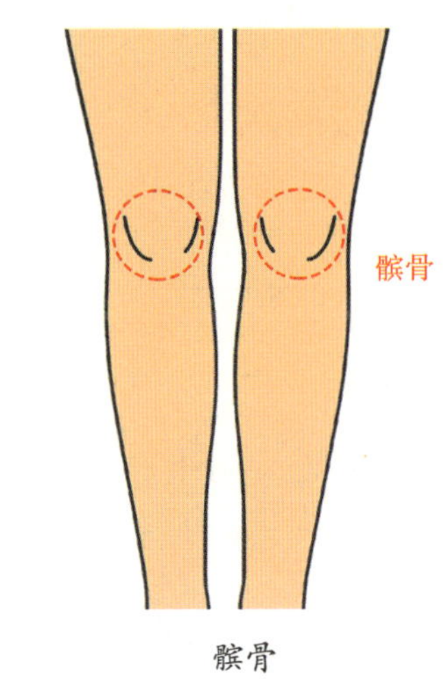

髌骨

小夹板固定操作流程

1. 体位摆放

伤者平躺，膝关节保持自然伸直位，下方垫软枕抬高约 15 厘米（模拟心脏高度）。

2. 棉垫铺设与夹板定位

以髌骨为中心，上下各延伸 10 厘米为夹板覆盖范围。在骨突处（如髌骨、腓骨头）加厚棉垫，避免压迫性损伤。

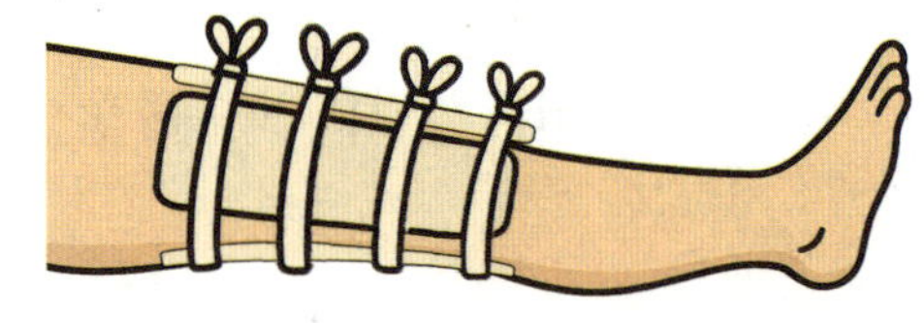
小夹板固定

3. 夹板放置与绷带捆扎

（1）前侧夹板：覆盖大腿下段至小腿上段（避开腘窝）。

（2）后侧夹板：从腘横纹至跟腱上方。

（3）内外侧夹板：分别紧贴大腿外侧与内侧。

绷带口诀

中间两道先系牢，活结外上要记牢；
松紧能塞食指头，末梢血运勤观察！

按“中间→近端→远端”顺序捆扎等距离宽的4道绷带，每道缠绕2圈，不能打死结，打活结于肢体外上侧。

固定效果检验与优化

1. 稳定性测试

轻推夹板，检查是否滑动；模拟搬运（抬离桌面10厘米），观察关节是否移位。

2. 血液循环评估

（1）看颜色：末梢皮肤是否红润（苍白或发紫为异常）。

（2）摸温度：与健侧对比，是否冰凉。

（3）压甲床：按压趾甲后松开，2秒内恢复血色为正常。

（4）问感觉：询问伤者是否有麻木、刺痛感。

3. 问题整改

（1）若夹板滑动：重新调整棉垫位置，加强中间两道绷带捆扎力度。

（2）若末梢缺血：立即松解绷带，冰敷5分钟后重新固定。

一 评价维度与细则

1. 操作规范性（50分）

（1）伤情评估（10分）：正确检查膝关节皮肤有无破损、肿胀或水疱，判断是否适合小夹板固定。

（2）器材准备（10分）：夹板长度（30~40厘米）与宽度（肢体周径4/5）符合要求，棉垫、绷带等材料齐全。

（3）固定流程（20分）：按“伸直位→铺棉垫→放置四块夹板→绷带捆扎（中间两道优先）”步骤操作，无顺序错误。

（4）松紧控制（10分）：绷带松紧以可塞入食指为准，打活结并留在外上侧，避免打死结或过紧。

2. 效果检验（40分）

（1）稳定性测试（15分）：轻推夹板检查是否牢固，无滑动或松动现象。

（2）血液循环观察（15分）：检查患肢末梢皮肤颜色、温度及感觉，确认无缺血或麻木。

（3）应急处置能力（10 分）：若固定后出现异常（如肿胀加剧），能迅速调整绷带或解除固定。

3. 协作与创新（10 分）

（1）团队分工（5 分）：角色分配明确（伤者、操作者、记录员），配合流畅。

（2）创意改进（5 分）：提出优化建议（如用废旧材料制作夹板、改良固定体位）。

二 评价方法

1. 情景模拟

设置“运动场扭伤”情景，小组限时完成固定操作，教师根据细则打分。

2. 盲测反馈

随机抽取其他小组的固定成果，匿名评价松紧度、稳定性，取平均分。

三 常见问题与解决方案

1. 绷带过紧导致缺血

（1）问题表现：患肢末梢发白、发冷。

（2）解决方案：立即松解绷带，重新调整松紧度，冰敷后再次固定。

2. 夹板滑动无法固定

（1）问题表现：夹板移位，患肢仍可活动。

（2）解决方案：检查棉垫是否贴合骨突处，增加中间绷带捆扎力度。

3. 活结误打成死结

（1）问题表现：无法快速调整或拆除。

（2）解决方案：练习“红领巾系法”，确保结头位于外上侧。

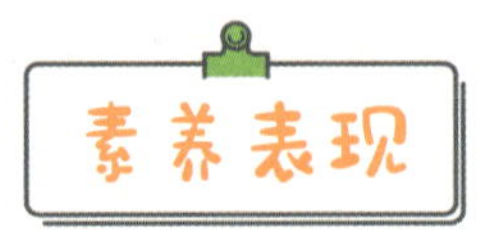

通过中医小夹板固定技术的实践，将传统急救智慧与现代科学方法深度融合，在动手操作过程中感受“筋骨相连”的生命奥秘，培养“临危不乱”的

责任意识与“知行合一”的创新精神。从古法正骨到现代急救，从校园模拟到技能实践传导，这不仅是一项劳动技能的提升，更是中医药文化传承的生动课堂，让守护生命的能力与尊重传统的信念根植于心。

一 传统文化传承

1. 古今急救对比

对比《肘后备急方》中“竹片固定法”与现代小夹板技术，制作“中医正骨技术演变”手抄报。

2. 文化实践

邀请中医师演示传统夹板制作（如柳木夹板），学生尝试用牛皮纸、棉布仿制简易夹板；成立“红领巾安全岗”，课间巡逻提醒学生避免做危险动作，减少运动损伤发生。

二 劳动技能提升

1. 技能互助

开展“结对帮扶”，高年级学生指导低年级学生练习固定技巧，学习急救技能。

2. 旧物改造

利用硬纸板、旧毛巾制作“环保夹板套装”，标注使用说明并捐赠给班级，用作急救箱。

三 科学探究创新

1. 情景设计

设置“篮球扭伤”“登山摔伤”等场景，要求小组在 5 分钟内完成评估、固定、搬运全流程。

2. 跨学科融合

结合科学课“骨骼与关节”知识，设计“不同夹板材料对固定效果的影响”对比实验（如木板 VS 塑料板）；结合美术课，绘制“小夹板固定”漫画或思维导图，标注关键细节。

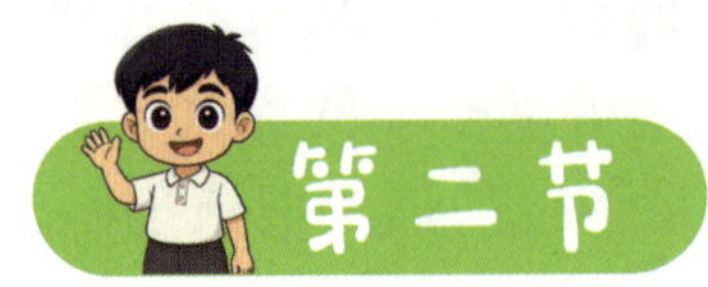

第二节

晕车呕吐莫慌张，内关穴位来帮忙

情境故事

寒假的第一天，小福天还没亮就醒了。他趴在窗边，看着路灯在晨雾中晕开一圈暖黄色的光，兴奋地搓了搓手——今天要和爷爷回老家看雪了！妈妈特意准备了热乎乎的早餐，可小福满脑子都是滑雪橇、堆雪人，胡乱扒拉了两口粥就拽着爷爷出门了。

车子刚启动，小福就迫不及待地掏出手机，翻看老家雪景的照片。爷爷笑着提醒："路上颠，别总是低头看手机，当心晕车！"小福吐了吐舌头："我才不会晕车呢！"可没过多久，车子拐上盘山公路，连续的弯道让他胃里一阵翻腾，额头渗出细密的冷汗。他偷偷摇下车窗，让冷风灌进来，却压不住胸口越来越重的恶心感。

"爷爷……我……我想吐……"小福脸色发白，手指死死抠住座椅。爷爷赶紧让司机靠边停车，从包里翻出纸巾和水壶，轻轻拍着他的背："别慌，爷爷教你个小妙招！"说着，他托起小福的手腕，拇指按在他小臂内侧一条凸起的"筋"上，边揉边问："这儿酸不酸？"小福点点头，感觉一股酸胀感从手臂蔓延到胸口，像有只小蚂蚁在爬。

"这叫内关穴，能缓解晕车呕吐。"爷爷的拇指画着小圈，力道不轻不重，说："古人坐马车颠簸时，就用这法子止吐！"小福半信半疑地深呼吸，忽然发现喉咙里的哽塞感减轻了。5分钟后，他竟能直起腰喝口水，甚至吃了一口爷爷递来的橘子！

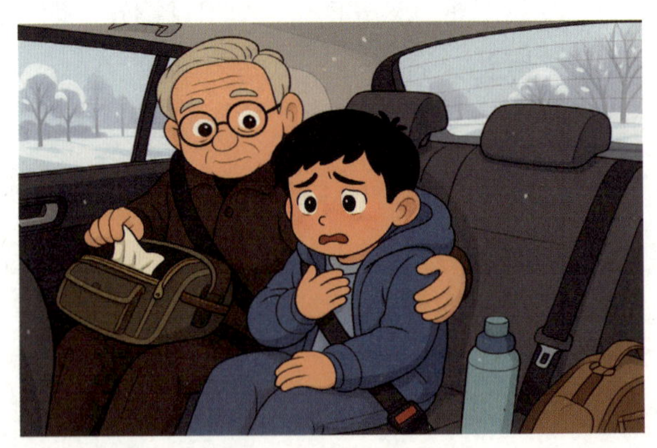

"太神奇了！像按了'暂停键'！"小福晃着手腕，眼睛亮晶晶的。爷爷哈哈大笑："中医的穴位啊，就是身体的'急救按钮'！"

讲解说明

一 晕车：身体发出的“求救信号”

当你坐车、乘船时，如果出现头晕、恶心、出冷汗，甚至呕吐，这就是“晕动病”在捣乱！古代医书《诸病源候论》中称之为“注车注船”，形容症状像被“注人”身体一样难受。现代研究发现，晕车是大脑接收混乱信号导致的，眼睛看到车厢静止，但耳朵里的平衡器官却感知到颠簸，这种矛盾会让身体误以为“中毒”，从而启动“排毒程序”，即恶心、呕吐！

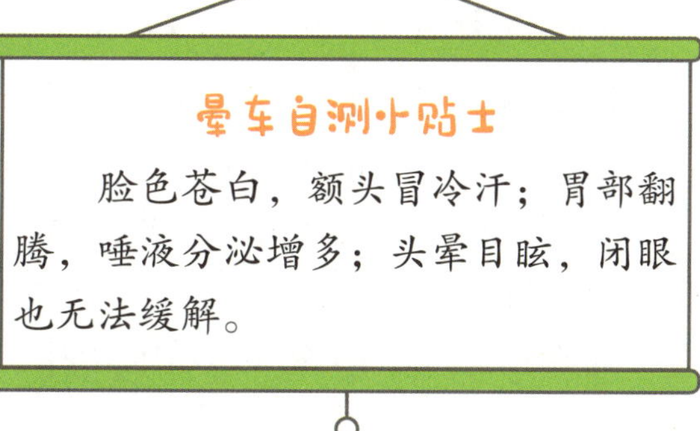

二 内关穴：人体的“止吐开关”

1. 穴位定位三步法

内关穴是手厥阴心包经的重要穴位，位于前臂内侧，定位方法如下。

步骤 1：伸出手掌，掌心向上，轻握拳头，露出腕横纹（手腕处最明显的褶皱线）。

步骤 2：并拢食指、中指、无名指，此三指第二关节的宽度约为 2 寸（每个人的手指宽度不同，用自身手指测量更准确）。

步骤 3：从腕横纹向上量 2 寸，找到两条凸起的肌腱（掌长肌腱和桡侧腕屈肌腱），中间的凹陷就是内关穴。

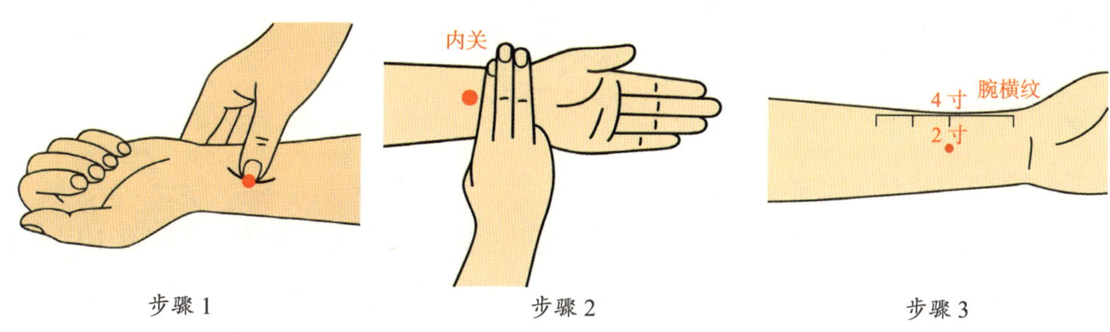

步骤 1　　步骤 2　　步骤 3

2. 科学原理

（1）调节气机：中医学认为，内关穴能疏通心包经和三焦经的气血，像疏通堵塞的水管一样，让体内气血运行顺畅。

（2）神经安抚：现代研究证实，按压内关穴可刺激神经末梢，促使大脑释放内啡肽，快速缓解不适。

3. 穴位搭档——内关穴的"好朋友们"

除了内关穴，下列穴位也能缓解晕车不适。

（1）合谷穴（止痛穴）

①定位：手背虎口处，拇指与食指骨缝中点。

②作用：配合内关穴，增强止吐效果！

（2）足三里穴（下肢能量站）

①定位：外膝眼下四横指，胫骨外侧一横指处。

②作用：调节肠胃功能，减少恶心感。

操作口诀

内关合谷手拉手，足三里在膝下守；
晕车呕吐不用愁，三穴齐按效果牛。

三 为什么按摩方向分"补"和"泻"

中医手法讲究"辨证施治"，不同情况用不同手法。

1. 晕车急救用"泻法"

突发恶心时，用力按压、逆时针揉动（泻法），像拧开堵塞的水龙头，快速止吐。

2. 日常保健用"补法"

容易晕车的人，平时可轻柔、顺时针揉按（补法），增强脾胃功能，预防晕车。

四 安全须知：中医急救的"红绿灯"

1. 绿灯行

晕车、晕船、晕机时紧急使用，日常乘车前按压预防（提前10分钟揉按）。

2. 红灯停

皮肤破损处、骨折处、孕妇禁止按压，按压后若出现刺痛或头晕，立即停止！

3. 黄灯注意

重度晕车者需配合药物，及时就医，按压后喝温水，避免喝冷饮刺激肠胃。

五 日常保健小贴士：打造“防晕车体质”

1. 乘车前准备

早餐吃七分饱，避免油腻食物（如煎饺、油条）。乘车前 10 分钟轻揉内关穴 3 分钟，增强抗晕能力。

2. 旅途小习惯

靠窗坐，视线看向远处地平线（减少感官冲突）。嚼生姜片（中医学“温中止呕”法）。

3. 家庭保健操

每周三次“护胃操”——揉按足三里穴和内关穴，提升脾胃功能！

一 项目名称

缓解晕车呕吐的内关穴按摩手法。

二 项目设计

材料和仪器

1. 材料

75% 酒精棉球（消毒用），干净棉签（擦拭皮肤），可擦笔（标记穴位位置），穴位定位尺（或直尺、纸条辅助测量）。

2. 仪器

探穴笔（或用圆头牙签替代），治疗盘（放置工具），记录表（记录按压次数、效果反馈）。

实施场所

1. 环境要求

安静整洁的教室或实验室，避免强光直射，温度适宜。

2. 布置要求

桌面铺设防污垫，摆放酒精棉球、探穴笔等工具；墙面张贴“内关穴定位示意图”，标注腕横纹、肌腱位置。

操作人员

4 人一组，分工协作。

1. 定位员

负责用探穴笔标记内关穴位置。

2. 按摩师

执行按压操作，需提前修剪指甲。

3. 观察员

监督手法规范，记录按压时长和受术者反馈。

4. 受术者

放松坐姿，闭目配合操作。

实施内容

1. 穴位定位与标记

步骤 1：受术者伸出左手，掌心向上，轻握拳，暴露腕横纹。

步骤 2：定位员用探穴笔沿腕横纹向上量取 2 寸（约三指宽），找到两条肌腱（掌长肌腱与桡侧腕屈肌腱）之间的凹陷处，用可擦笔标记。

步骤 3：交换角色，受术者为他人定位，确保误差不超过一指宽。

2. 按摩手法实操

（1）手法要点

①泻法（急救用）：拇指垂直按压穴位，逆时针揉动，力度以受术者能忍受的酸胀感为准，频率为每分钟 120~160 次，持续 3 分钟。

②补法（日常保健）：顺时针轻揉，力度柔和，频率为每分钟 80~100 次，每次 5 分钟。

（2）操作流程

①消毒：棉签蘸酒精擦拭内关穴及周边皮肤。

②定位：确认标记点无误，按摩师拇指对准穴位。

③按压：按“泻法”或“补法”要求操作，观察受术者表情变化。

④间歇：每按压 1 分钟暂停 10 秒，询问受术者感受并调整力度。

三 项目实施

前期准备

1. 材料检查

测试酒精棉球消毒效果，确保未过期；确认探穴笔尖端光滑，避免划伤皮肤。

2. 角色培训

定位员练习“腕横纹定位法”和“三指宽测量法”；按摩师模拟按压橡皮泥，感受“酸胀感”的传递。

3. 安全自查

检查受术者腕部无伤口、红肿，排除禁忌证（如骨折、皮肤过敏）。

操作流程

1. 穴位定位实操

（1）自我定位

①受术者右手轻握拳，左手食指沿腕横纹向肘部滑动，找到最凹陷处（内关穴）。

②对比示意图，确认标记位置与模型一致。

（2）相互定位

①操作者用探穴笔沿受术者腕横纹上 2 寸处画线，标记两条肌腱交汇点。

②双方核对标记位置，误差超过一指宽需重新测量。

2. 按摩手法训练

（1）泻法操作：按摩师拇指垂直按压穴位，逆时针画圈，力度逐渐加重至受术者反馈“酸胀但可忍”，以每分钟 120~160 次高频揉动，持续 3 分钟后暂停，观察效果。

（2）补法操作：拇指顺时针轻揉，力度如“抚摸婴儿肌肤”，频率为每分钟 80~100 次，持续 5 分钟。

3. 效果验证与调整

（1）阶段性目标

①第 1 分钟：缓解恶心感，唾液分泌减少。

②第 3 分钟：眩晕感减轻，可正常对话。

（2）动态调整：若受术者出汗增多，加快揉动频率；若皮肤发红，减轻力度。

注意事项

1. 安全红线

皮肤破损处禁止按压，按压后出现刺痛立即停止；孕妇、内关穴处骨折者改用合谷穴（虎口处）替代。

2. 卫生规范

操作后用酒精棉球擦拭工具；废弃棉球、探穴笔放入医疗废物桶。

3. 应急处理

若受术者晕厥，立即停止操作并让受术者侧卧位休息，及时联系校医。

一 评价维度与细则

1. 穴位定位准确性（40 分）

（1）定位技巧（20 分）：能快速找到腕横纹，用“手指同身寸法”准确定位内关穴，误差不超过 3 毫米。

（2）标记规范（20 分）：用可擦笔清晰标记穴位范围，位置与示意图一致。

2. 操作规范性（40 分）

（1）手法标准（20 分）：按压时力度适中（受术者反馈“酸胀可忍”），频率符合“泻法”或“补法”要求（急救用每分钟 120~160 次，保健用每分钟 80~100 次）。

（2）流程完整（20 分）：按“消毒→定位→按压→观察”步骤操作，总时长控制在规定范围内。

3. 团队协作与记录（20 分）

（1）分工配合（10 分）：定位员、按摩师、观察员角色明确，操作流畅。

（2）记录翔实（10 分）：记录表完整填写“按压时长”“恶心缓解程度”等数据，字迹工整。

二 评价方法

1. 情景模拟挑战

设置“长途大巴车晕车”场景，每组限时 5 分钟完成“定位→按压→记录”全流程，教师根据细则打分。

评分重点：是否优先使用“泻法”、是否询问受术者感受。

2. 小组互评

交换“效果反馈表”，匿名评价穴位定位是否精准、操作是否规范，提出改进建议（如按压时可配合深呼吸）。

三 常见问题与解决方案

1. 穴位总是找不准

（1）问题表现：标记点偏离肌腱凹陷处，按压后无酸胀感。

（2）解决方案：练习“手指同身寸法”，用自身手指测量 2 寸（约三指宽），在模型上反复标记。

2. 按压时力度控制不当

（1）问题表现：受术者喊疼或皮肤发红，影响操作效果。

（2）解决方案：用橡皮泥模拟“酸胀感”，以按压时橡皮泥轻微下陷，但不开裂为最佳力度；观察员实时提醒“如果疼痛请举手”。

3. 团队配合不默契

（1）问题表现：定位员与按摩师沟通不畅，导致操作中断。

（2）解决方案：角色轮换，每人至少体验一次所有角色，增强同理心。

从指尖的温热到文化的传承，从急救技能到科学探索，“内关穴按摩”项

目将抽象的中医理论转化为可操作的劳动技能，让学生在动手实践中感受传统智慧的实用性，同时培养科学探究精神和团队协作能力。

一 传统文化传承

1. 古今智慧

对比《针灸大成》中的“内关止呕”记载与西医学研究，制作“穴位时间轴”手抄报，用漫画形式展示中医急救术的演变。

2. 文化实践

举办“穴位故事会”，讲述华佗用针灸治疗晕车的历史典故。

二 劳动技能提升

1. 技能转化

在班级开设“中医小讲堂”，同学们轮流担任“穴位小老师”，用橡皮泥制作“手臂经络模型”，标注内关穴位置；设计“护胃打卡地图”，记录每日按摩次数与效果。

2. 创意改造

用废旧吸管和黏土制作“经络疏通演示器”，模拟按压内关穴时的气血流动效果。

三 科学探究创新

1. 实验验证

通过模拟晕车环境，测试内关穴按压的即时止吐效果。受试者可戴眼罩坐旋转椅来模拟颠簸感，如匀速旋转 1 分钟。

2. 跨学科融合

结合科学课“神经系统”知识，分析内关穴如何通过神经传导缓解恶心；结合美术课绘制“晕车急救漫画”，用对话框标注操作口诀。

刮痧解暑有奇效，小小刮板大作用

情境故事

“知了——知了——”盛夏的蝉鸣声此起彼伏，烈日将操场晒得发烫。教室里，小闽正和同学们排练合唱节目，汗水顺着她的脸颊往下滴。突然，“咔嗒”一声，空调停止了运转。

“空调坏了！”不知谁喊了一句，教室里充满了闷热的空气，人群逐渐躁动起来。不一会儿，小闽觉得胸口发闷，眼前一阵发黑，踉跄着扶住墙。同桌小林见状，一把搀住她：“小闽，你脸色好差！”

“我……头晕……想吐……”小闽虚弱地靠在墙上，额头的汗珠大颗大颗往下滴。小林急得直跺脚：“坚持住，我带你找校医！”

推开学校医务室的大门，小林气喘吁吁地喊：“张医生，小闽中暑了！”张医生立刻起身查看：“小闽嘴唇发白，额头滚烫，这是暑气闭在体内了！”随后，张医生转身在柜子里拿出一把刮痧板和一小瓶茶油：“小林，扶小闽躺下，我给她刮痧！”

张医生蘸了点山茶油涂在小闽的额头和脖颈上，一边用刮痧板轻轻刮动，一边说着：“这可是老祖宗的智慧！刮痧能打开毛孔，把暑热‘赶’出去！”

“哎哟，好疼！”小闽缩了缩脖子。张医生放轻力度道：“刚开始会有点疼，等痧出来就好了。”果然，几分钟后，小闽的皮肤上浮现出紫红色的斑点，头却没那么晕了。“张医生，我感觉舒服多了！”她惊喜地坐起来。

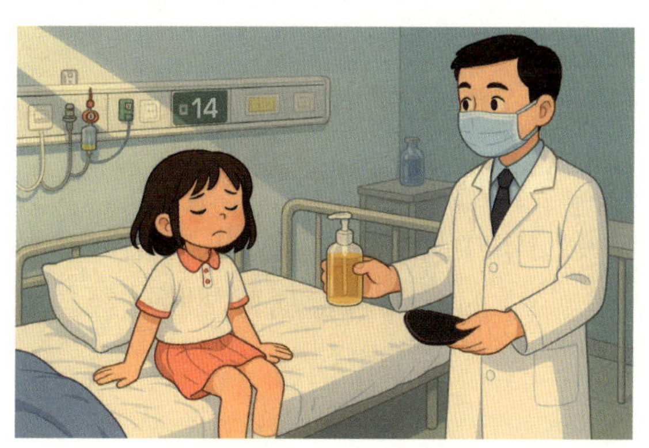

小林凑近观察：“这些红点是什么？像被蚊子咬了一样！”张医生指着痧痕说：“这是‘痧毒’，暑热闭在皮下，刮出来气血就通畅了！”他又叮嘱小闽：“这几天别吃冰棍，多喝绿豆汤，痧痕退了才算痊愈。”

一 刮痧：传承千年的“散热神器”

相传在远古时期，人们用石头摩擦身体缓解病痛，这便是刮痧的雏形。春秋战国名医扁鹊曾用砭石刮痧治疗热证，明代《痧胀玉衡》中更是系统记载了刮痧疗法。古人发现，皮肤上的“痧痕”能反映体内病邪，刮痧就像给身体开了一扇“散热窗”，让暑热、湿气随痧而散！

二 刮痧的科学密码

1. 中医视角

（1）经络理论：皮肤是经络的“外衣”，刮痧通过刺激皮下的十二经脉，疏通气血，好比疏通堵塞的水管。

（2）排毒原理：暑热闭结时，刮痧能“引邪出表”，痧痕越深，说明体内瘀堵越严重。

2. 现代科学

（1）血液循环：刮拭时毛细血管扩张，加速代谢废物排出，就像给身体“大扫除”。

（2）神经调节：轻微疼痛刺激神经系统，释放内啡肽，既能止痛又能提神醒脑。

三 刮痧四部曲：安全又有效

1. 选工具

（1）刮痧板：选择水牛角或玉石材质，边缘圆润不伤皮肤（可用瓷汤匙替代）。

（2）润滑剂：山茶油、橄榄油或润肤乳，减少摩擦。

2. 找部位

（1）中暑急救：重点刮额头、后颈、肘窝。

（2）日常保健：刮背部膀胱经（脊柱两侧）增强免疫力。

3. 刮拭技巧

（1）角度：刮痧板与皮肤呈 45°，像“推土机”一样匀速前进。

（2）力度：由轻到重，以“微痛但可忍受”为准，切忌用力过猛！

（3）方向：从上到下、从内到外，如“扫地”般单向刮拭。

4. 出痧标准

（1）健康人群：皮肤潮红或出现少量红点。

（2）瘀堵严重：紫红色斑块或条索状痧痕，3~5 天可消退。

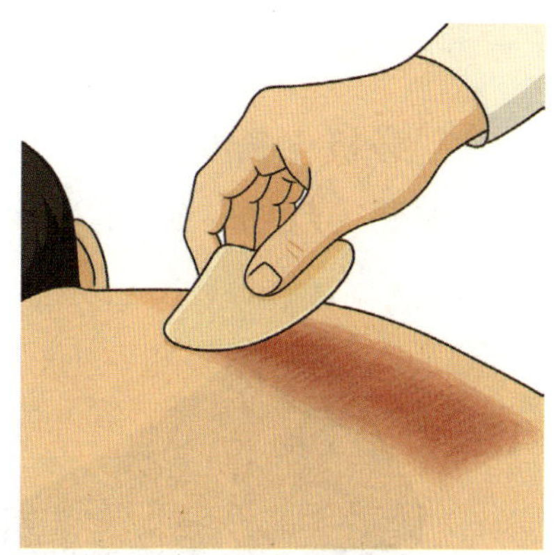
刮痧

四 安全红绿灯

1. 绿灯行

刮痧适用于轻微中暑者、肩颈酸痛者、感冒初起者。

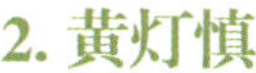
2. 黄灯慎

皮肤破损者、空腹者或刚吃饱者慎用刮痧。

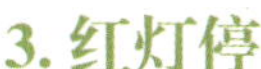
3. 红灯停

孕妇、严重心脏病患者、出血性疾病患者忌用刮痧。

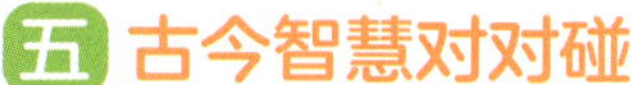
五 古今智慧对对碰

1. 不同点

古代用萱麻蘸水刮痧，称“戛痧”。现代用红外线刮痧仪能精准控温，科学验证疗效。

2. 共同点

以“通”为治，让身体恢复自然平衡！

一 项目名称

“小小中医师”刮痧急救模拟。

二 项目设计

材料和设备

1. 材料

山茶油 1 瓶（大约 100 毫升），75% 酒精 1 瓶（大约 100 毫升），棉签 1 包或棉球若干个，手纸若干或毛巾 1 条。

2. 设备

刮痧板（长 9 厘米，宽 5.5 厘米，厚 0.5 厘米），镊子（长 16 厘米），皮肤肌肉模型（规格：18 厘米 ×10.5 厘米 ×4 厘米）。

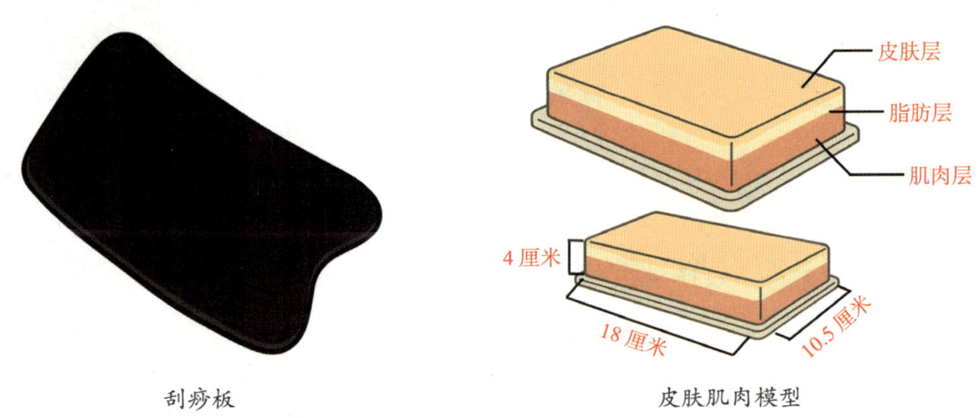

刮痧板　　皮肤肌肉模型

实施场所

教室或实验室，每组配备一张课桌，桌面铺防污垫。

操作人员

3 人一组，分工协作。

1. 刮痧者

负责操作刮拭。

2. 受术者

扶稳皮肤模型，模拟中暑者。

3. 观察员

记录刮痧时间和痧痕变化。

实验内容

1. 定位刮痧区

在模型上标记“额头”“后颈”“肘窝”三个区域。

2. 涂油与刮拭

用棉签蘸山茶油涂抹准备刮痧的部位，按“额头→后颈→肘窝”顺序，每处刮拭 20 次（计时 3 分钟）。

3. 观察记录

痧痕颜色（红色或紫红色）、形状（点状或片状），填写记录表。

三 项目实施

1. 固定皮肤肌肉模型

取棉签或用镊子取棉球，蘸取 75% 酒精，消毒刮痧部位。再取新的棉签或棉球，蘸取山茶油均匀涂在刮拭部位，用量宜薄。涂完后立即进行刮痧操作，如果山茶油干透了仍需要多次涂抹，以免刮痧操作不流畅，增加疼痛。

2. 握板

右手握刮痧板，其长边横靠在掌心，拇指和其他四指弯曲，分别握住刮痧板的两边，指尖尽量靠近刮痧板接触皮肤的边缘，整个刮痧板尽量藏在手心，刮痧时用掌心的部位向下按压，保证刮痧板尽量多接触皮肤。

3. 刮拭

灵活运用腕力、臂力，由轻到重，均匀进行刮痧。刮痧板一般与皮肤呈 45° 角，按压的力量要透达到肌肉层（皮肤肌肉模型红色部位为肌肉层）。刮痧时注重疏通经络，故刮拭面要至少达到 1.5 厘米的宽度，10~15 厘米的长度，刮拭 20~30 次，时间控制在 3 分钟以内。

4. 出痧

皮下出现潮红、紫红色等变化，或者出现粟粒状、丘疹样斑点，或片状、条索状斑块等形态变化，并伴有局部热感或轻微疼痛，无运动障碍，表示出痧。

5. 刮痧后处理

刮痧完毕后用干净的手纸或毛巾将山茶油擦拭干净。刮痧板清洗干净，放回原位。

6. 应急处理

若刮破“皮肤”，立即停止操作，用棉签按压“伤口”。

一 评价维度与细则

1. 操作规范（50 分）

（1）定位准确（15 分）：刮拭部位与标记区误差≤1 厘米，能正确识别“额头”“后颈”“肘窝”区域。

（2）手法标准（20 分）：刮痧板角度保持在 45°，力度均匀，单向刮拭，避免来回刮动。

（3）安全意识（15 分）：工具使用前后消毒，操作过程中未造成皮肤肌肉模型破损。

2. 效果检验（30 分）

（1）出痧明显（15 分）：痧痕颜色符合预期（红色或紫红色），形状为点状或片状。

（2）记录翔实（15 分）：完整记录刮痧时间、痧痕变化及受术者反馈，数据清晰可查。

3. 团队协作（20 分）

（1）分工明确（10 分）：刮痧者、受术者、观察员角色清晰，配合流畅。

（2）问题解决（10 分）：遇到操作问题（如山茶油不足、角度偏差）能快速调整。

二 评价方法

1. 情景模拟

设置“中暑急救”场景，每组限时 10 分钟完成刮痧操作，教师根据细则评分。

2. 小组互评

交换刮痧后皮肤肌肉模型，匿名评价痧痕效果，提出改进建议（如“刮拭方向可更一致”）。

三 常见问题与解决方案

1. 痧痕不明显

（1）问题表现：刮痧后皮肤仅轻微发红，无红色或紫红色斑点。

（2）解决方案：适当增加刮拭力度，确保刮痧板与皮肤呈 45° 角；减少山茶油用量，避免过度润滑影响效果。

2. 刮痧过程中皮肤肌肉模型“皮肤”破损

（1）问题表现：刮拭时皮肤肌肉模型表面出现划痕或撕裂。

（2）解决方案：检查刮痧板边缘是否光滑，打磨毛刺；操作时保持匀速，避免突然用力。

3. 刮痧方向混乱

（1）问题表现：来回刮拭或方向不统一，影响出痧效果。

（2）解决方案：用箭头标记示意图，严格按照“从上到下、从内到外”单向刮拭，避免反复摩擦。

刮痧不仅是技术的运用，更是爱心的传递。通过“小小中医师”刮痧项目，同学们不仅掌握了传统中医外治技能，更在劳动实践中感受了传统文化的生命力，培养了科学探究精神和人文关怀能力。

一 传统文化传承

1. 古今智慧

制作“刮痧历史手抄报”，对比古代砭石与现代刮痧板的演变，体会“工具虽变，智慧永恒”的中医精神；举办“中医文物仿制赛”，用黏土捏制古代刮痧工具模型（如砭石），并标注功能说明。

2. 文化实践

在班级设立“中医角”，用刮痧板为老师和同学们缓解疲劳，录制“刮痧小课堂”视频传播中医学知识；在校园内搭建“中医智慧长廊”，展示刮痧板、经络图和学生制作的急救口诀卡，吸引低年级同学参与互动问答。

二 劳动技能提升

1. 家庭健康行动

为家人刮拭肩颈或肘窝，设计“家庭健康打卡表”，记录每周刮痧次数与效果。

2. 创新设计

用 3D 打印技术制作“穴位定位刮痧板”，刮痧板面标注常用穴位名称，实现“一板多用”。

三 科学探究创新

1. 实验验证

使用智能手环监测刮痧前后心率、血氧变化，分析“内啡肽释放”对身体的即时影响；用显微镜观察刮痧前后皮肤微观变化（如毛孔扩张、毛细血管形态），拍摄对比照片。

2. 跨学科融合

结合科学课学习“血液循环系统”，分析刮痧如何促进代谢废物排出；结合语文课撰写《刮痧日记》，用文言文描述刮痧体验（如“板落痧出，暑气顿消”），感受古文与中医的双重魅力。

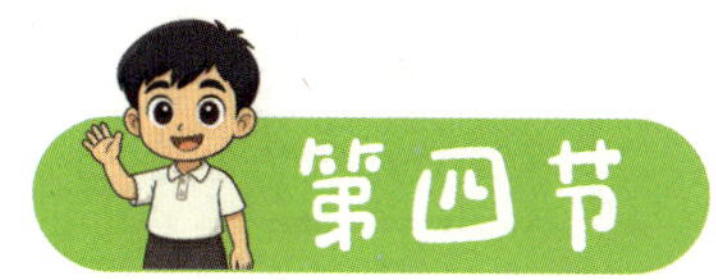

核桃灸治护眼法，传统智慧亮双眸

情境故事

“小闽，你怎么又趴在桌上看书？课间要看看远处！”同桌小林敲了敲课桌。

小闽揉了揉发酸的眼睛说：“这篇《哈利波特》太精彩了，我想快点看完……”话音未落，黑板上的字突然模糊成一片。她使劲眨了眨眼，心里咯噔一下：“不会近视了吧？”

放学回家，爷爷正戴着老花镜看报纸，一抬头就发现小闽眯着眼睛凑近电视。“丫头，眼睛不舒服？”爷爷问。

“嗯，看东西总像蒙了层雾，还干涩……”小闽耷拉着脑袋。爷爷从柜子里翻出几个核桃：“试试这个！中医的‘核桃灸’，可以缓解用眼过度！”

“核桃也能治眼睛？”小闽瞪大眼睛。爷爷笑着敲开核桃，取出果仁：“核桃壳才是主角！古人用它做‘护眼盔甲’，配上艾灸热力，能疏通眼周气血！”小闽半信半疑：“这么神奇？怎么做啊？”

“先把核桃壳泡在药汤里，再装上艾炷，戴在眼睛上熏灸。”爷爷边说边演示，“闭眼感受温热，像给眼睛做‘阳光 SPA’！”

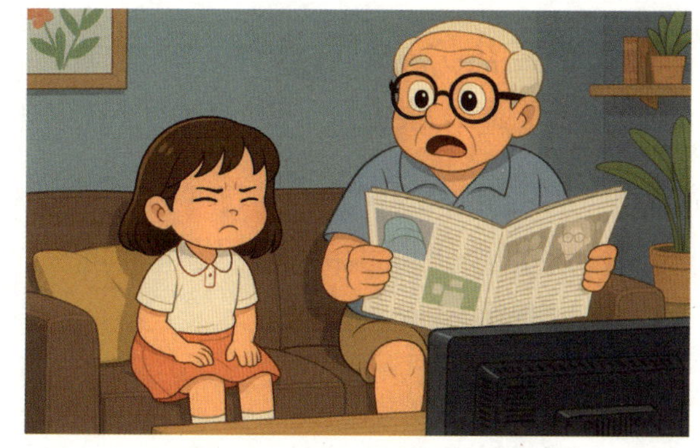

第二天，小闽带着自制核桃灸眼镜到学校。科学课上，她戴上眼镜框，点燃艾炷：“同学们看，艾烟透过核桃壳熏蒸眼周穴位，能缓解视疲劳！”老师连连称赞：“传统智慧与科学创新，这是‘护眼黑科技’！”

一 眼睛的“求救信号”

长时间看书、刷手机，眼睛就像“超负荷运转的灯泡”——睫状肌紧绷、泪液分泌减少，导致干涩、模糊，甚至近视！中医学认为，眼周经络气血不畅是眼部不适的根源，而核桃灸能“一灸三效”，即温通气血、药物渗透和穴位刺激。

二 核桃灸的“千年进化史”

1. 远古时代

古人用烧热的石头敷眼睛，发现能缓解眼部疲劳。

2. 晋代创新

晋代医家葛洪发明“隔物灸”，用蒜片、盐饼隔绝艾火，避免烫伤。

3. 明清升级

明清时期智慧的中医师将核桃壳制成“护眼镜”，搭配明目中药，防控近视！

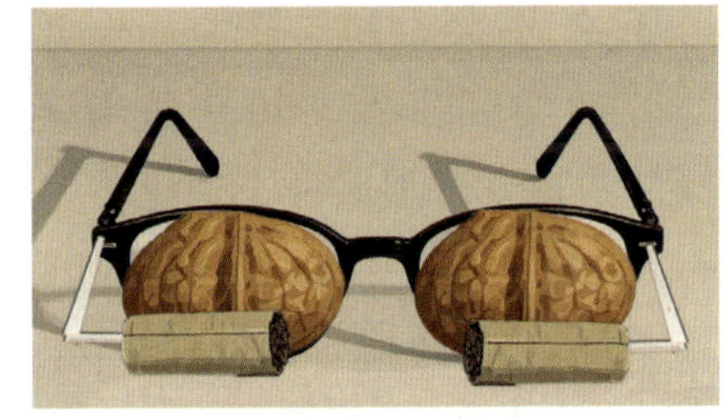

核桃灸护眼镜

三 科学揭秘：核桃灸为何能护眼

1. 物理层面

艾灸温热扩张眼周血管，加速血液循环，像“疏通堵塞的水管”；核桃壳弧形贴合眼眶，集中热力熏蒸睛明穴、攒竹穴等眼部关键穴位。

2. 化学层面

核桃壳含胡桃醌，能抗氧化、抗炎；药液中的菊花、枸杞子能清热明目，药力通过热力渗透进皮肤。

3. 能量层面

中医学认为，艾草的“纯阳之性”能祛散眼部寒湿，恢复气血平衡。

四 护眼“三件套”：核桃壳 - 艾炷 - 中药

1. 核桃壳

选壳厚、纹路深的核桃，浸泡后韧性增强，耐高温不破裂。

2. 艾炷

用三年陈艾绒卷制，燃烧温和，烟雾浅白少呛味。

3. 中药配方

（1）基础方：菊花（清肝明目）、枸杞子（滋补肝肾）、决明子（清热明目）。

（2）加强版：加川芎（活血行气）、石菖蒲（开窍醒神）。

五 安全须知：护眼不“踩雷”

1. 禁忌人群

眼睛红肿者、眼部皮肤破损者、对艾烟过敏者禁用！

2. 温度控制

艾炷距离核桃壳 1 厘米，以温热不烫为佳。

3. 应急处理

若烫伤应立即冰敷，并及时涂芦荟胶修复。

一 项目名称

“明眸小卫士”——核桃灸护眼套装制作。

二 项目设计

材料和器具

1. 材料

核桃壳（为胡桃科植物胡桃 *Juglans regia* L. 的干燥成熟内果皮）数十个，中药饮片（菊花、枸杞子、决明子、川芎、泽泻、石菖蒲各 20 克），需标识鉴定植物学名和鉴定人，胶布一卷，2 毫米细铁丝若干，艾炷一条。

2. 仪器

煎药锅 1 个，钳子 1 把，打粉机 1 台，五号筛 1 个，外径 90 毫米蒸发皿一个，玻璃棒 1 支。

实施场所

有工作台的实验室或教室。

操作人员

4 人一组，分工协作。

1. 核桃处理员

核桃处理员负责敲核桃、分离壳与仁，浸泡药液。

2. 中药调配员

中药调配员称量药材，打粉，煮制药液，制作中药包。

3. 框架制作员

框架制作员用铁丝弯折成眼镜架，固定核桃壳。

4. 安全监督员

安全监督员检查工具安全性，监督艾炷点燃流程。

实验内容

1. 核桃壳制备

核桃灸的核桃壳制备包括核桃壳、中药明目散和中药汤剂的制备。核桃壳需要打开，并清理内部皱褶，后经中药汤剂浸泡，才能使用。中药汤剂需按处方配伍后，煎煮和过滤得到。中药明目散需按中药处方配伍后，将中药混合、捣碎、过筛，制得细粉。然后，加中药汤剂将细粉调成糊状明目散，再涂布在核桃壳内侧。

2. 核桃壳眼镜模型制作

用钳子将细铁丝制作成眼镜模型，镜框大小与核桃壳大小相当，并在两镜框的前方外侧各制作一个直角钩，然后，将涂布有明目散的核桃壳套在镜框上，核桃壳凹处朝向镜框内侧。

三 项目实施

1. 核桃壳的制备

选数十个饱满的厚皮核桃，沿着中缝线分成大致对称的两半，将果仁去掉，留下完整的核桃壳备用。

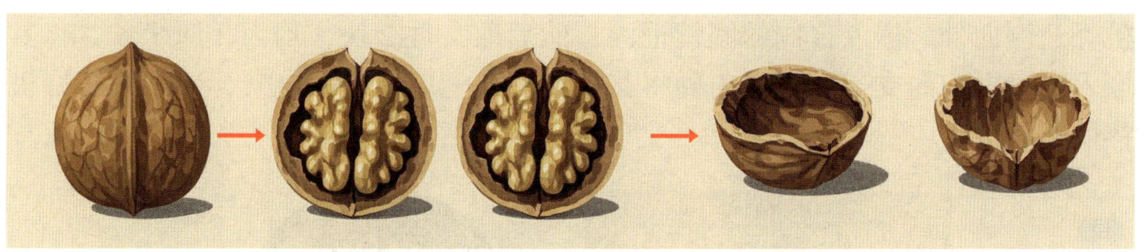

核桃壳的制备

2. 中药的制备

（1）中药打粉，制成明目散：中药（菊花、枸杞子、决明子、川芎、泽泻、石菖蒲各 10 克）混合，用打粉机制成细粉，储存在无菌磨口玻璃瓶中，于阴暗处封藏。

（2）中药汤剂制作：中药饮片（菊花、枸杞子、决明子、川芎、泽泻、石菖蒲各 10 克）用细纱布包好，放进煎药锅中。加入冷水 500 毫升，浸泡 1 小时，随后用武火煎至水沸，改用文火煎煮 20 分钟后，把核桃壳投进中药液中，浸泡 2 小时后，将核桃壳取出，晾干，备用。

3. 灸器的制作

选择直径 2 毫米的细铁丝，制作成类似眼镜框架的样式，在镜框的前方外侧，分别加一根铁丝向内弯曲成一个直角的钩形，距眼镜框约 3 厘米，钩长约 2 厘米，作为固定艾炷的支架，将支架连同眼镜框架一起固定起来。眼镜框四周缠上胶布隔热，以免眼周处皮肤发生烫伤。

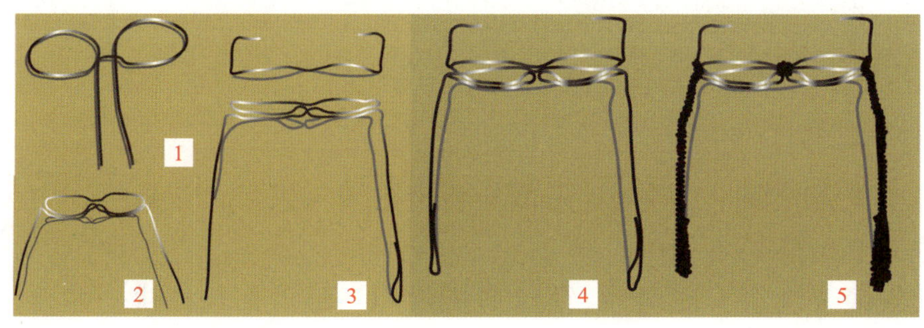

灸器制作

4. 艾炷安装

截取 3 厘米艾炷，插入眼镜框前方固定艾炷的支架上。

5. 核桃灸实施方法

将浸泡核桃壳的中药汤液和明目散药粉混合调成稠糊状；取出两个被药液浸透的核桃壳，将糊状药泥填入核桃壳内，厚度约为核桃壳厚度的 1/3；让核桃壳凸侧向外，嵌入自制的眼镜框内；然后取艾炷 2 块，均为 3 厘米长，将其嵌入眼镜框前的支架上，在内侧将艾炷点燃；随后戴上眼镜架，使眼睛正好被核桃壳盖住。

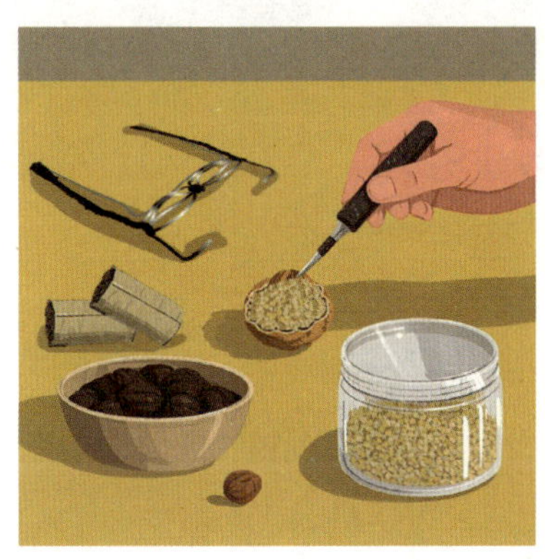

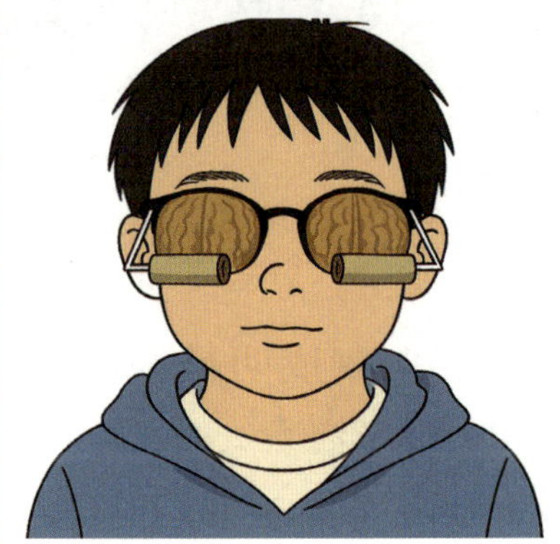

核桃灸实施方法

6. 施灸注意事项

患者应闭紧眼睛，感觉到眼部微热，灸后以眼眶湿润、潮红为佳。

7. 疗程

1 次灸三壮（一根艾炷燃烧完为一壮），每周 3 次。

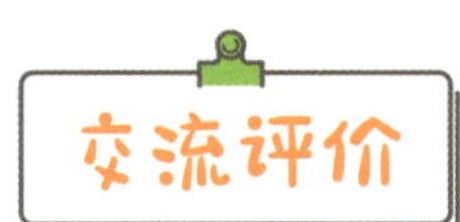

一 评价维度与细则

1. 操作规范性（40 分）

（1）核桃壳处理（15 分）：完整分离核桃壳与果仁，无破损；中药汤剂浸泡时间达标（2 小时）。

（2）眼镜架制作（15 分）：铁丝弯折稳固，眼镜架与核桃壳贴合紧密，胶布缠绕无毛刺。

（3）艾灸安全（10 分）：艾炷点燃后距离眼睛≥ 1 厘米，未发生烫伤。

2. 团队协作（30 分）

（1）分工配合（15 分）：核桃处理员、中药调配员等角色任务明确，无混乱。

（2）沟通记录（15 分）：安全监督员完整记录操作流程和突发问题。

3. 创新实践（30 分）

（1）护眼效果（15 分）：熏灸后受术者反馈“眼部湿润”“视力清晰度提升”。

（2）创意改进（15 分）：提出眼镜架材料优化方案。

二 评价方法

1. 情景模拟

设置“课间护眼体验”任务，小组限时完成核桃灸眼镜制作，教师根据细则打分。

2. 互评反馈

小组间交换“护眼效果反馈表”，匿名评价操作规范性和创意设计，提出建议（如“眼镜架可更轻便”）。

三 常见问题与解决方案

1. 核桃壳易碎裂

（1）问题表现：敲核桃时用力过猛，导致核桃壳碎裂无法使用。

（2）解决方案：用核桃夹辅助撬开，沿中缝轻敲，或浸泡软化后再操作。

2. 艾烟呛鼻或烫伤

（1）问题表现：艾炷燃烧过快，烟雾过大；眼镜架过热灼伤皮肤。

（2）解决方案：选用无烟艾条，点燃后距离核桃壳 1 厘米以上；眼镜架缠双层胶布隔热。

3. 糊状药泥涂布不均

（1）问题表现：药泥太稀易滴落，太稠难附着。

（2）解决方案：按“药粉:汤剂 =1∶2”（重量比）调制成糊状，用小勺均匀涂抹。

素养表现

从敲开核桃的清脆声响，到艾烟氤氲的温热触感，从辨识药材到制作工具，从团队协作到创新改良，“明眸小卫士”项目让同学们在劳动中收获技能，在探究中领悟智慧。这不仅是一次护眼实践，更是一堂生动的文化自信课，让中医的千年智慧，照亮新时代少年的健康之路。

一 传统文化传承

1. 古今对话

对比古代“隔物灸”与现代核桃灸，制作“中医护眼技术演变”手抄报，用漫画展示古人如何用艾草护眼。

2. 文化实践

为低年级同学举办“护眼工作坊”，传授核桃灸制作技巧；在班级设立“护眼角”，轮流值日督促科学用眼。

二 劳动技能提升

1. 家庭任务

为家人制作简易核桃灸工具，录制“家庭护眼小课堂”视频，评选“护眼小达人”。

2. 工具改良

用废旧材料（如纸板、吸管）设计“轻便版眼镜架”，标注安全使用说明。

三 科学探究创新

1. 实验验证

对比核桃灸与普通热敷的护眼效果（用眼压计测量）。

2. 跨学科融合

结合美术课绘制“眼周穴位地图”，用颜色标注睛明穴、攒竹穴等关键穴位；结合生物课“视觉形成”知识，探究核桃灸如何缓解睫状肌疲劳。

第二单元

经络养生小课堂

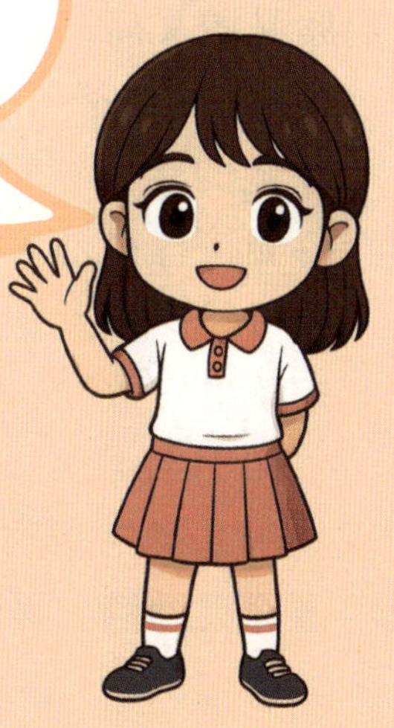

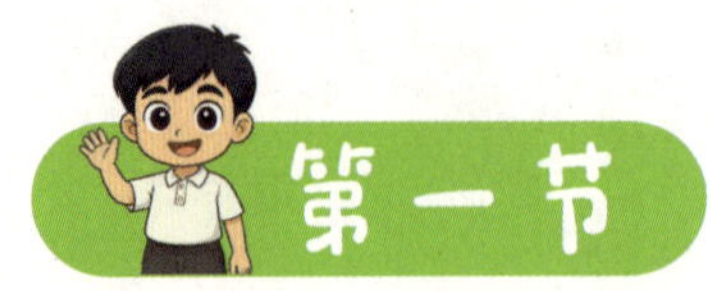

颈肩酸痛别烦恼，穴位按摩有妙招

“咔嚓！”小闽揉了揉僵硬的脖子，趴在书桌前长叹一口气。连着3个小时的网课让她的肩膀像压了两块大石头，右肩还隐隐发酸。窗外蝉鸣阵阵，空调凉风嗖嗖吹着后背，可她却感觉浑身不自在。“小闽，爷爷来啦！”妈妈的呼唤声从客厅传来。

小闽耷拉着脑袋挪到客厅，爷爷一眼瞧出她有点不对劲：“丫头，你脖子梗得像根木棍，肩膀也缩着，这是坐太久啦！”小闽委屈巴巴地点头：“爷爷，我肩膀又酸又痛，头都抬不起来……”

“别慌！爷爷教你一招‘解压密码’！”爷爷让小闽背对沙发坐下，双手按住她的后颈说：“这叫风池穴，是颈肩的‘警报器’！”说着，他用拇指轻轻打圈按揉风池穴。小闽顿时感觉一股暖流从脖子散开，酸胀感像被抽走了一半！爷爷又找到她肩胛骨附近的“痛点”，边推边解释：“这叫阿是穴，‘哪里痛就按哪里’，经络通了，酸痛就溜啦！”

10分钟后，小闽惊喜地转动脖子：“真的不僵了！爷爷，我能学这个‘魔法’吗？”爷爷笑眯眯点头：“当然！不过要记住，按摩不是‘大力出奇迹’，要像春风拂柳一样温柔。”

第二天课间，同桌小林正歪着脖子抄笔记，小闽凑过去神秘一笑：“我帮你‘解除封印’！”她学着爷爷的手法，找准小林肩颈的穴位轻轻按揉。“天呐！你从哪儿学的？我感觉脖子能转三圈了！”小林瞪大眼睛。小闽得意地扬起下巴：“这叫中医智慧，专治‘学习型酸痛’！”

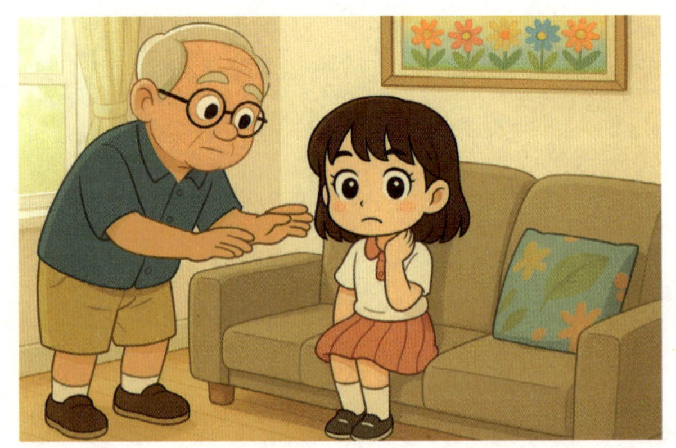

一 颈肩酸痛的“信号灯”

长时间伏案学习或低头玩手机，颈肩肌肉就像被拧紧的弹簧，气血运行受阻，乳酸堆积形成“酸痛警报”。中医学认为，人体有特殊的“解压开关”——阿是穴（即疼痛点），通过刺激这些穴位，能疏通经络，让僵硬的肌肉重新“活”过来！

二 五大“解压开关”

1. 风池穴——头痛克星

（1）定位：后脑勺下方，两侧凹陷处（与耳垂齐平）。

（2）功能：缓解头痛、颈椎僵硬，像给脖子“松绑”。

（3）操作：双手拇指按住穴位，打圈揉按2分钟，力度像揉捏棉花糖。

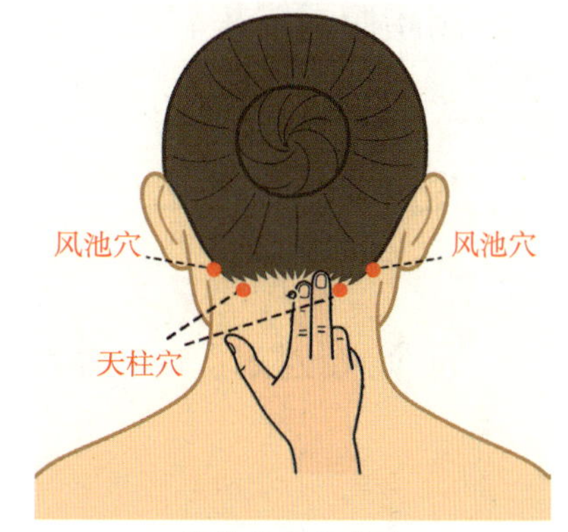

风池穴与天柱穴

2. 天柱穴——肩颈枢纽

（1）定位：后发际线正中旁开两指宽，斜方肌外侧凹陷处。

（2）功能：专治肩背酸胀，还能提神醒脑，适合考试前“脑力充电”！

（3）操作：用食指关节轻轻顶住穴位，上下推压30次，动作如擦黑板。

3. 肩井穴——压力释放器

（1）定位：大椎穴与肩峰连线中点，按压有酸胀感处。

（2）功能：消除肩部疲劳，适合久坐后的“石头肩”。

（3）操作：掌心按住穴位，顺时针画圈揉按2分钟，力度如按压橡皮泥。

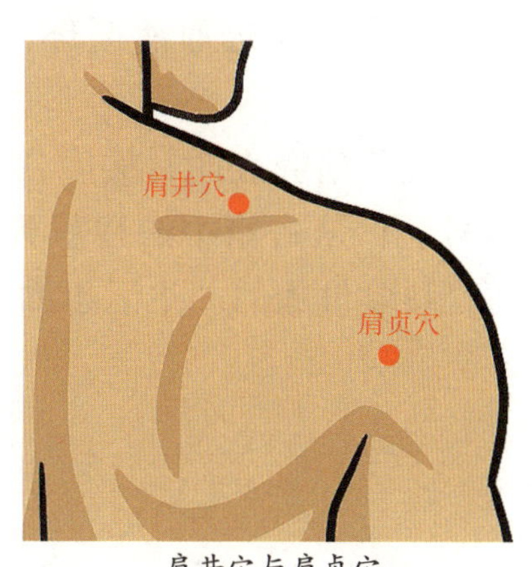

肩井穴与肩贞穴

4. 肩贞穴——酸痛灭火器

（1）定位：腋后纹头直上1寸，手臂内收时更容易找到。

（2）功能：缓解肩周炎和手臂麻木，让肩膀“轻如羽”，适合体育课后的“急救按摩”！

（3）操作：拇指垂直按压穴位，每按 3 秒松开 1 秒，重复 10 次。

5. 百劳穴——能量充电站

（1）定位：大椎穴直上 2 寸，旁开 1 寸处。

（2）功能：滋养颈椎，是长期伏案者的“续航神器”。

（3）操作：双手食指同时点按穴位，力度以微微发酸为度，持续 1 分钟。

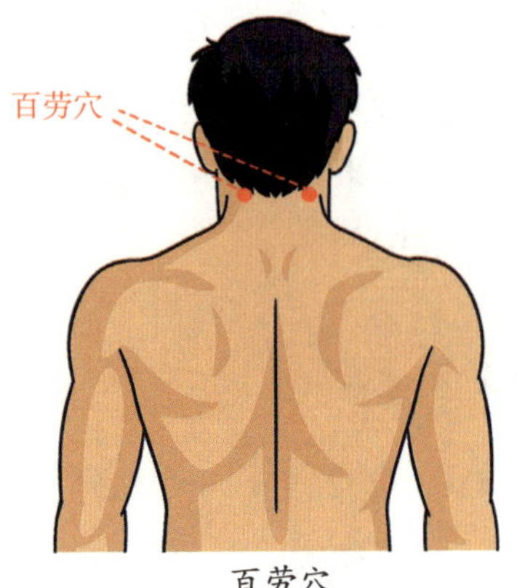

百劳穴

三 按摩口诀：柔、准、暖

1. 柔如抚羽毛

用指腹或掌根轻柔按压，力度以微微酸胀为宜，切忌用指甲掐！

2. 准如瞄靶心

先用手测量定位（如“横指法”），再用指尖试探酸痛点。

3. 暖如泡温泉

每个穴位按压 1~2 分钟，配合热敷 5 分钟或涂抹活络油，加强疗效！

四 古今对话：从《黄帝内经》到课间操

早在两千多年前的《黄帝内经》中，中医学就提出了“经络不通则痛”的理论。古人用石头、木棒等按摩穴位，称为“砭术”，而今天的我们，用科学方法验证了这些穴位的奥秘！比如，风池穴附近的肌肉中有丰富的神经和血管，按摩能促进血液循环；肩井穴对应斜方肌的疲劳点，刺激它能放松深层肌肉。

现代研究表明，按摩穴位时，身体会释放内啡肽，就像给大脑发送“快乐信号”！从古籍中的智慧到课堂里的实践，中医按摩不仅是传统文化的瑰宝，更是科学健康的“生活小助手”。

五 科学小贴士：为什么按摩能“解压”

1. 物理层面

按摩能拉伸紧绷的肌肉纤维，促进乳酸代谢，就像给肌肉“松绑”。

2. 化学层面

刺激穴位会促使身体分泌内啡肽，减轻疼痛感，使心情愉悦。

2. 能量层面

中医学认为，按摩疏通经络后，气血运行顺畅，身体自然“轻如燕”！

一 项目名称

肩颈“解压小卫士”按摩行动。

二 项目设计

材料和仪器

1. 穴位定位工具

可擦笔（用于标记穴位），直尺或纸条（测量“手指同身寸”，即用自身手指宽度定位穴位）。

2. 按摩辅助工具

75% 酒精湿巾，润肤油或活络油（减少摩擦，提升舒适度），软毛刷或羽毛（练习“柔如抚羽毛”手法）。

3. 记录工具

计时器（手机秒表功能即可），“解压效果反馈表”（记录酸胀感、舒适度等）。

实施场所

1. 室内环境

温暖避风的教室或活动室。

2. 布置要求

桌椅排列成“按摩工作站”，每组配备靠背椅和软垫。墙面张贴“肩颈穴位示意图”（标注风池穴、天柱穴、肩井穴、肩贞穴、百劳穴穴位）。

操作人员

每组 3 人，分工协作。

1. 按摩师

负责定位穴位并操作按摩手法。

2. 体验官

放松坐好，实时反馈感受。

3. 观察员

监督手法、计时并记录，可用手机拍摄视频记录全过程。

实验内容

1. 颈肩痛穴位定位

阿是穴以疼痛最明显处为中心，辐射周围区域的穴位有风池穴、天柱穴、肩井穴、肩贞穴、百劳穴等。

2. 按摩手法

（1）按法：掌根或拇指垂直下压，以酸胀为度。

（2）推法：单方向匀速直线推动，力度适中。

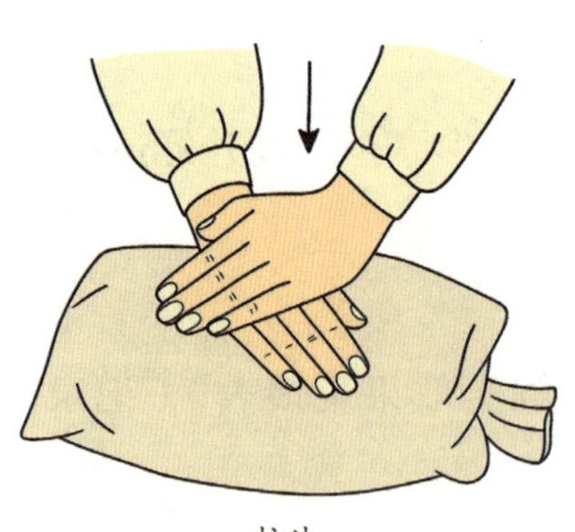
按法

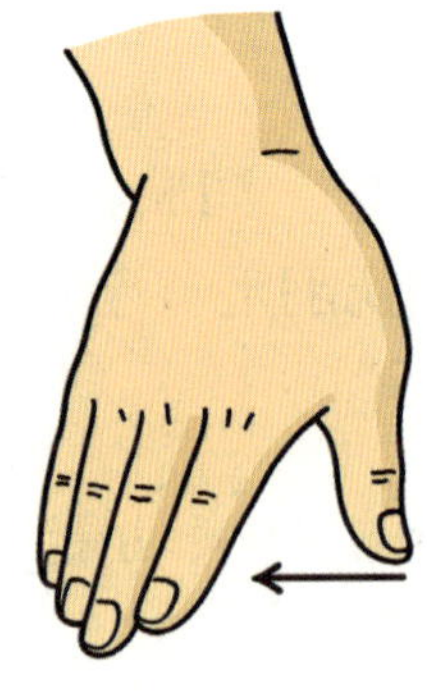
推法

（3）点法：指尖瞬间按压，避免用力过猛。

（4）揉法：拇指环旋揉动，带动皮下组织。

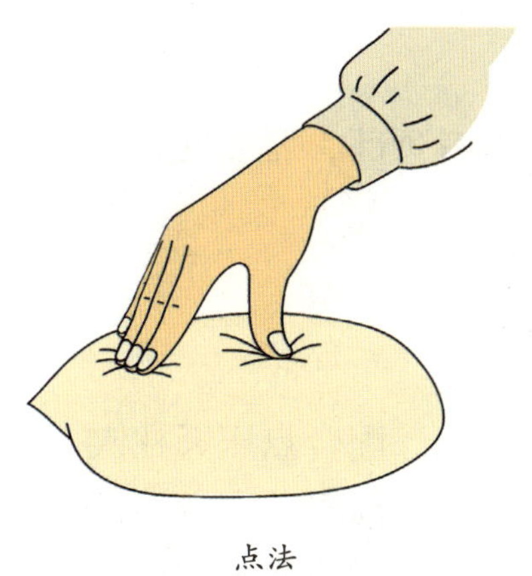
点法

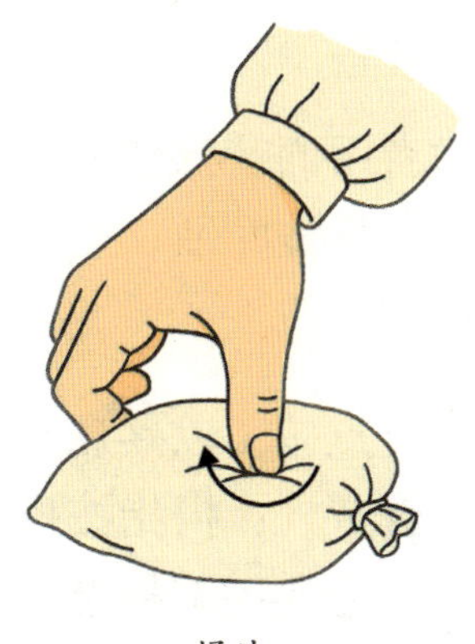
揉法

3. 穴位配伍

颈部穴位配伍肩部穴位（如天柱穴配肩贞穴），主穴配伍辅穴协同增效。

三 项目实施

前期准备

1. 材料与工具

穴位示意图（标注风池穴、天柱穴、肩井穴、肩贞穴、百劳穴等），可擦笔，酒精棉球，按摩油（或润肤乳），软垫椅，计时器，记录表（记录受术者感受与穴位反应）。

2. 角色分工

（1）施术者：负责消毒、定位穴位、按摩操作。

（2）受术者：保持坐姿，反馈酸胀感。

（3）观察员：监督手法规范，记录操作细节。

3. 安全自查

（1）施术者：修剪指甲，清洁双手并消毒。

（2）受术者：检查皮肤有无破损、红肿。

操作流程

1. 穴位定位与标记

（1）受术者取坐姿，前胸轻靠椅背，放松肩颈。

（2）按穴位示意图定位，用可擦笔标记（误差不超过一指宽）。

2. 消毒与准备

（1）施术者用酒精棉球清洁双手及受术者颈部、肩部皮肤。

（2）涂抹少量按摩油，便于手法操作。

3. 分步按摩实操

（1）主穴重点按（以疼痛类型选择主穴）

①久病选百劳穴：拇指按揉百劳穴 2 分钟，配合点压天柱穴、风池穴。

②急病选风池穴：掌根推按风池穴 2 分钟，向肩井穴方向推。

③结节选肩井穴：掌按肩井穴 2 分钟，结合揉法松解硬结。

（2）辅穴联动按

①按“颈部→肩部”顺序，每个辅穴按揉 1 分钟。

②从百劳穴经天柱穴推至风池穴，再从肩井穴推至肩贞穴，重复 3 遍。

（3）收尾轻拍法

①空心掌轻拍风池穴→天柱穴→肩井穴→肩贞穴，循环 3 次。

②用湿巾擦去多余按摩油，结束操作。

注意事项

1. 禁忌人群

皮肤破损者、骨质疏松者、发热者或严重疾病者不宜按摩。

2. 力度控制

以“酸胀可忍”为度，若刺痛应立即停止。

3. 时间规范

单次按摩时间控制在 15~20 分钟，避免过度刺激，适得其反。

4. 卫生要求

一人一巾，避免交叉感染。

5. 配合调理

按摩后喝温水，做耸肩、转头等动作放松，效果更持久。

6. 紧急处理

若按摩后出现红肿或头晕，立即冷敷并报告老师。

效果检验

1. 即时反馈

受术者肩颈僵硬是否缓解，热感是否扩散。

2. 次日观察

疼痛是否减轻，活动范围是否扩大。

一 评价维度与细则

1. 穴位定位精准度（30 分）

（1）测量方法（15 分）：能用“手指同身寸法”准确找到风池穴、天柱穴、肩井穴、肩贞穴、百劳穴穴位，误差不超过一指宽。

（2）标记规范（15 分）：用可擦笔清晰标记穴位范围，符合穴位示意图要求。

2. 按摩操作规范性（40 分）

（1）手法标准（20 分）：按“柔、准、暖”口诀操作，力度适中（受术者反馈“酸胀可忍”），动作流畅无停顿。

（2）流程完整（20 分）：按“主穴→辅穴→轻拍”顺序操作，主穴按摩 2 分钟，辅穴各按 1 分钟，总时长控制在 15~20 分钟。

3. 团队协作与反馈（30 分）

（1）角色配合（15 分）：按摩师、体验官、观察员分工明确，操作中主动沟通，无争执。

（2）记录翔实（15 分）：观察员完整记录“解压效果反馈表”，包含酸胀感、热感范围和改进建议。

二 评价方法

1. 情景模拟

设置“网课肩颈僵”情景，小组限时完成穴位定位与按摩，教师根据细则打分。

2. 互评反馈

小组间交换“解压效果反馈表”，匿名评价按摩效果和团队协作，提出优化建议（如“穴位标记应更清晰”）。

三 常见问题与解决方案

1. 穴位找不准

（1）问题表现：体验官反馈“没感觉”或“按错位置”。

（2）解决方案：用红笔在穴位示意图上圈出易错点（如天柱穴需避开斜方肌），练习“横指测量法”。

2. 手法太僵硬

（1）问题表现：按摩师手臂紧绷，导致力度不均。

（2）解决方案：用软毛刷轻扫手臂练习“柔如抚羽毛”，或手握橡皮泥感受“按压弹性”。

3. 时间控制不当

（1）问题表现：主穴按揉超时，导致皮肤红肿。

（2）解决方案：设置手机闹钟提醒，每个步骤严格计时。

通过“肩颈解压小卫士”项目实践，将中医学“治未病”的养生理念与当代青少年的健康需求巧妙结合，在指尖的揉按与穴位的探索中，感受“经络如河，气血如流”的生命韵律。这不仅是一场缓解酸痛的按摩体验，更是一次传统文化与现代科学的对话。

一 传统文化传承

1. 古今智慧

对比《黄帝内经》中的“砭术”与现代穴位按摩，制作“中医解压手账”，用漫画展示古人如何用石头按摩肩井穴。

2. 文化实践

举办“穴位寻宝赛”，用贴纸标记教室模型上的穴位，寓教于乐。

二 劳动技能提升

1. 家庭健康小导师

周末为家人定制“肩颈放松计划”，拍摄“家庭按摩小剧场”视频，上传班级群参评“暖心护理师”。

2. 创意工具开发

用旧网球和毛巾制作“懒人按摩器”，标注穴位名称，测试滚动按摩效果。

三 科学探究创新

1. 实验验证

记录 10 名同学按摩后的疼痛评分（1~10 分），绘制“解压效果曲线图”；用红外测温仪测量按摩前后皮肤温度变化，探究“气血畅通”的科学原理。

2. 跨学科融合

结合美术课绘制“肩颈穴位地图”，用不同颜色标注酸痛点与舒缓区；融合语文课，撰写“我的穴位探险日记”，描述按摩时的感受与发现。

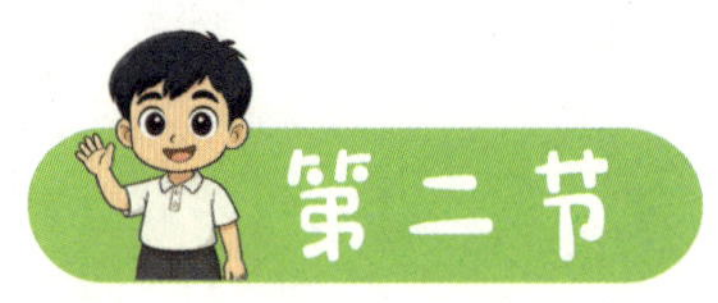

拍拍穴位暖全身，冬日补阳小妙招

情境故事

“叮铃铃！”下课铃声响了，小闽和同学们一窝蜂涌出教室。初冬的操场寒风刺骨，大家缩着脖子跑圈热身，准备参加体育课的接力赛。小闽搓着手抱怨：“这天也太冷了，我手脚都冻麻了！”

比赛刚开始，一阵北风呼啸而过，小闽一个踉跄摔倒在跑道上。虽然没受伤，但她的手指冻得通红，膝盖也像灌了冰水似的发僵。这时，班主任李老师快步走来，拉起小闽说：“走，带你去个暖和的地方！”

小闽跟着李老师来到校医室，发现校医张医生正在给一位同学拍后背，动作像敲小鼓一样轻快。“这是在干什么呀？”小闽好奇地问。张医生笑着解释：“这是中医的拍打补阳法，专门对付冬天手脚冰凉！”说着，她让小闽坐下，轻拍她的后脖颈和膝盖外侧。

“呀！这里热乎乎的！”小闽惊喜地叫起来。张医生边拍边说：“这叫大椎穴和足三里穴，是身体的‘暖气开关’！拍一拍，阳气升起来，寒气就跑啦！”果然，不到 10 分钟，小闽的手脚就暖和了，连鼻尖都冒出了汗珠。

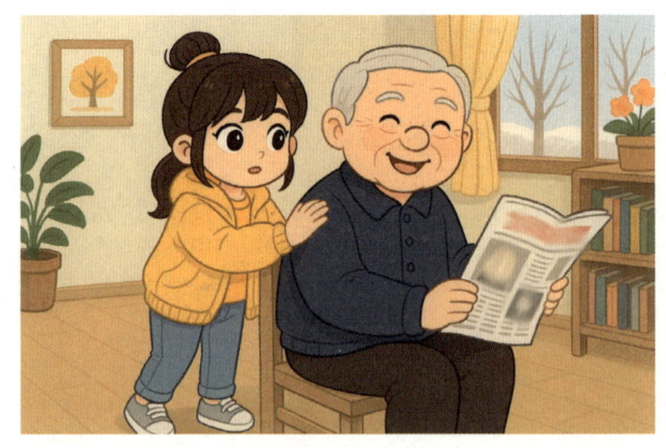

放学后，小闽兴奋地跑回家，拉着爷爷当“实验对象”。爷爷一边体验一边乐呵呵地教小闽：“拍打要像拍小猫一样轻巧，用虚掌，别用蛮力！穴位找不准没关系，拍打范围大一些，效果一样好！”小闽边学边记，还拉上同桌小林互相练习。第二天，她得意地向全班同学展示：“谁怕冷？我来当你们的‘暖宝宝’！”

讲解说明

一 身体里的“暖气系统”

中医学认为，人体就像一座小房子，经络是藏在墙里的“暖气管道”，穴位则是控制暖气的“开关”。冬天寒风入侵，管道容易“堵车”，阳气（身体的能量）无法流通，手脚就会冰凉。拍打补阳法通过刺激特定穴位，疏通经络，让暖气（阳气）重新充满全身！

二 三大“暖气开关”

1. 大椎穴——总控开关

（1）位置：低头时，脖子后方凸起的骨头下方凹陷处。

（2）作用：督脉上的“阳气仓库”，拍打这里能调动全身能量，像点燃锅炉一样让身体快速暖和起来！

2. 至阳穴——暖气中转站

（1）位置：背部正中央，两肩胛骨下角连线的中点。

（2）作用：辅助大椎穴输送阳气，还能温暖心肺，缓解胸口闷冷的感觉。

3. 足三里穴——下肢加热器

（1）位置：外膝眼下四指宽，胫骨外侧一横指处。

（2）作用：胃经上的“能量站”，能缓解腿脚冰凉，还能增强免疫力！

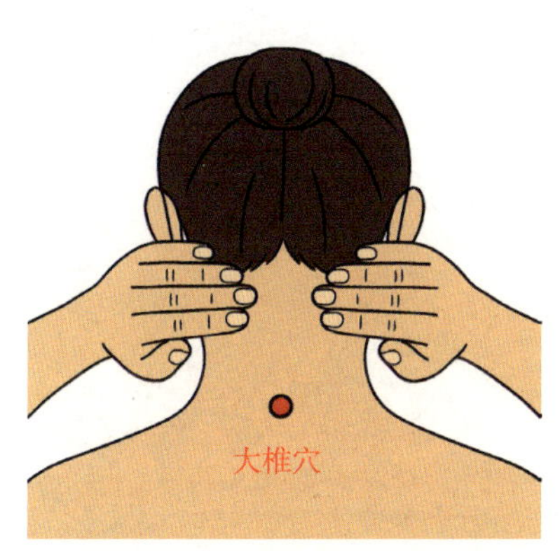

大椎穴

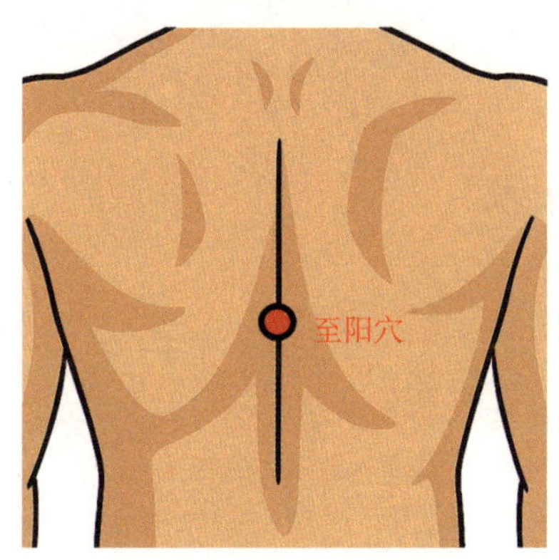

至阳穴

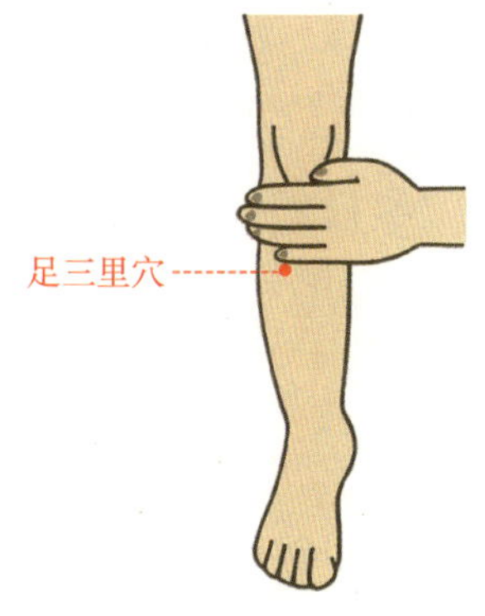

足三里穴

三 拍打口诀：轻、柔、暖

1. 轻如拍灰

五指并拢，手掌微弓成“空心掌”，用手腕发力，力度像是在拍衣服上的灰尘。

2. 柔如抚猫

动作轻柔连贯，避免拉扯皮肤，拍打范围约手掌大小。

3. 暖如晒太阳

每个穴位拍打 2~3 分钟，皮肤微微发红、发热即可，切忌用力过猛！

四 安全须知

1. 禁忌证

皮肤破损者、发热者、心脏病患者不宜拍打。

2. 频率

每周 1~2 次，过度拍打会消耗阳气哦！

3. 配合保暖

拍打后喝杯温姜茶，穿上厚袜子，效果更好！

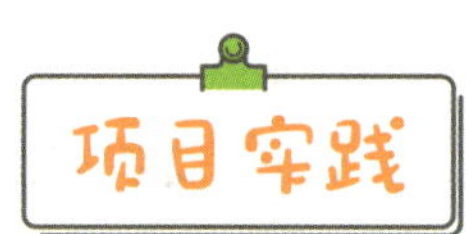

一 项目名称

冬日暖身“拍打补阳术”。

二 项目设计

材料和仪器

1. 材料

穴位示意图（大椎穴、至阳穴、足三里穴，可手绘或打印），软垫或折叠椅（供受术者使用），便携式穴位定位尺（可用直尺或纸条代替）。

2. 仪器

计时器（手机或秒表），记录表（记录拍打时间、受术者感受）。

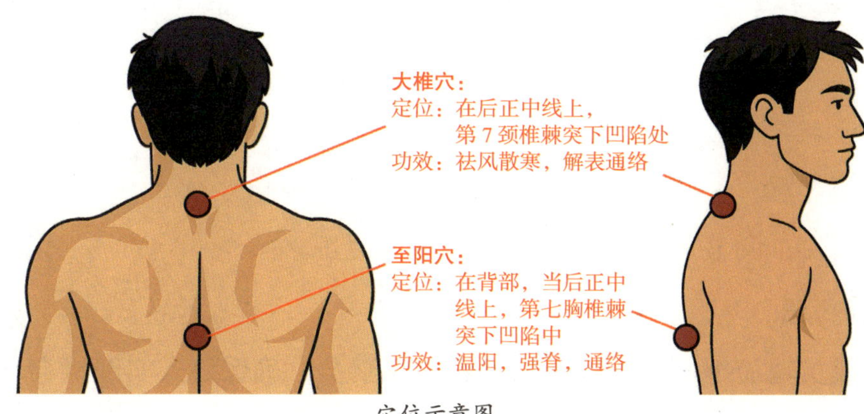

穴位示意图

实施场所

室内温暖、避风的环境（如教室或活动室），避免穿堂风。

操作人员

每组 3 人，分工协作。

1. 施术者

施术者负责拍打操作，需掌握穴位定位和拍打技巧。

2. 受术者

受术者保持坐姿，反馈拍打感受。

3. 观察员

观察员监督操作规范，记录时间和受术者感受。

实施内容

1. 穴位定位与验证

根据穴位示意图，用直尺测量定位大椎穴、至阳穴、足三里穴，用可擦笔在受术者身体上相应部位标记穴位，老师检查准确性。

2. 拍打手法训练

虚掌练习，五指并拢，掌心微空成“荷叶状”，用手腕轻柔发力，避免手臂僵硬。

3. 分步拍打操作

一拍大椎穴 3 分钟；二拍至阳穴 2 分钟；三拍足三里穴，左右各 2 分钟。

三 项目实施

前期准备

1. 环境布置

关闭门窗，调节室温至 20℃以上，避免受凉。

2. 角色分配

小组成员轮流担任施术者、受术者、观察员，确保每人实践机会均等。

3. 安全提示

检查受术者是否有皮肤破损、心脏病等禁忌证，若有则调整为观察员角色。

操作流程

1. 穴位定位

小组成员参考直尺和穴位示意图互相标记穴位，老师抽查穴位定位的准确性，误差超过一指宽需重新测量。

2. 拍打实操

（1）施术者按“大椎穴→至阳穴→足三里穴”顺序拍打，观察员计时并记录受术者反馈（如“热感范围”“舒适度”）。

①拍大椎穴（3 分钟）：受术者坐直，施术者站在受术者后方，用虚掌轻拍大椎穴，范围覆盖颈椎至肩胛上缘。

②拍至阳穴（2 分钟）：受术者略向前倾，施术者拍打背部中央至阳穴区域，同时询问“胸口是否暖和”。

③拍足三里穴（左右各 2 分钟）：施术者蹲下，拍打受术者膝盖外侧足三里穴，边拍边观察腿部回暖情况。

（2）若拍打后受术者未感到温暖，可调整拍打范围扩大至穴位周边 3~5 厘米。

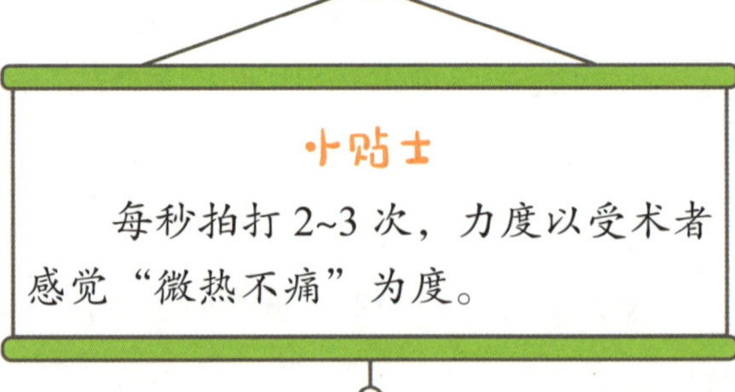

注意事项

1. 力度控制

若受术者喊疼，立即停止并改用揉按法。

2. 卫生要求

拍打前后用湿巾清洁手部，避免交叉感染。

3. 应急处理

若拍打后皮肤红肿，应冷敷 5 分钟并报告老师。

一 评价维度与细则

1. 穴位定位准确性（30 分）

（1）定位方法（15 分）：能用直尺或手指同身寸法准确找到大椎穴、至阳穴、足三里穴位，误差不超过一指宽。

（2）标记规范（15 分）：用可擦笔清晰标记穴位，范围符合穴位示意图要求。

2. 拍打操作规范性（40 分）

（1）手法标准（20 分）：虚掌拍打，手腕发力，节奏均匀（每秒 2~3 次），力度适中（受术者反馈“微热不痛”）。

（2）流程完整（20 分）：按“大椎穴→至阳穴→足三里穴”顺序拍打，时长符合要求。

3. 团队协作与反馈（30 分）

（1）角色配合（15 分）：施术者、受术者、观察员分工明确，操作流畅，无争执。

（2）记录翔实（15 分）：观察员完整记录拍打时间、受术者感受和改进建议。

二 评价方法

1. 情景模拟

设置“冬日冻僵”情景，小组限时完成穴位定位和拍打操作，教师根据细则打分。

2. 互评反馈

小组间匿名交换“记录表”，互相评价操作规范性和记录完整性，提出改进建议。

三 常见问题与解决方案

1. 拍打动作僵硬不协调

（1）问题表现：拍打时手臂僵硬，导致力度不均。

（2）解决方案：操作前做手腕绕圈动作，想象手心托着“一团棉花”，保持动作轻柔。

2. 穴位定位偏差大

（1）问题表现：穴位定位不准，影响暖身效果。

（2）解决方案：用“手指同身寸法”（以受术者手指宽度为标准）辅助测量，提高准确性。

3. 受术者体验不佳

（1）问题表现：受术者感觉“太痒”或“没效果”。

（2）解决方案：调整拍打节奏或扩大拍打范围，结合揉按法增强刺激。

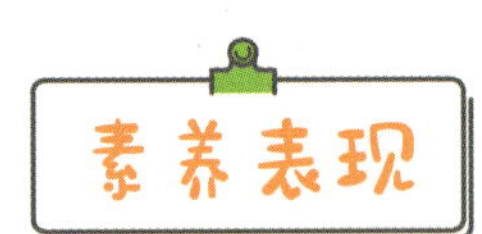

通过实践冬日暖身“拍打补阳术”，将中医“治未病”的养生智慧与现代健康理念巧妙融合，在轻快的拍打节奏中感受“经络如河，穴位如泉”的生命律动，培养“手护健康”的劳动技能与“天人合一”的文化自信，让冬日的暖阳照进每个孩子的心田。

一 传统文化传承

1. 古今对比

对比古代“敲击疗法”（如《黄帝内经》中的“导引术”）与现代拍打补阳术，制作“中医暖身小妙招”手抄报，图文并茂地展示拍打穴位养生的演变过程。

2. 文化实践

设置“穴位贴贴乐”“拍打节奏赛”等游戏，学生通过趣味活动巩固知识；制作优秀手抄报、实验报告、暖身视频等在校园内展示，传播中医养生文化。

二 劳动技能提升

1. 班级“暖冬行动”

班级成立“暖身小分队”，课间为同学们提供拍打服务，设计“暖身打卡表”，记录帮助人数和反馈评分。

2. 家庭养生推广

学生回家为家人拍打穴位，拍摄“家庭暖身小课堂”视频，分享至班级群，评选“最美孝心暖宝宝”。

三 科学探究创新

1. 创新改良

用旧毛巾、软木片等不同材料仿制“穴位拍打器”，在相应位置标注穴位名称和使用说明，测试哪种材料拍打效果最佳。

2. 跨学科融合

结合生物课“血液循环”知识，设计实验，测量拍打前后手部温度变化（用电子测温仪），分析拍打如何促进血液流动。

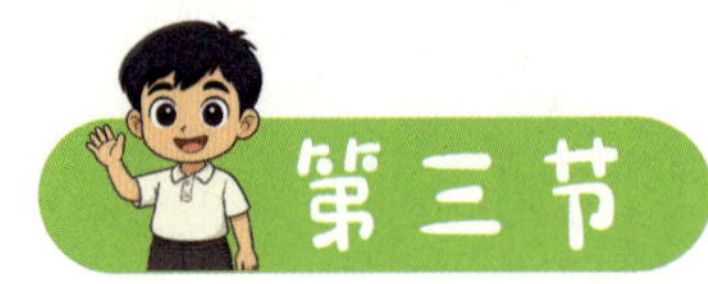

第三节

失眠调理与安神，夜夜好眠有良方

情境故事

“小闽，你又打瞌睡啦！”班主任李老师敲了敲黑板，粉笔灰簌簌落下。小闽猛地惊醒，揉了揉发红的眼睛，课本上密密麻麻的公式像一群跳动的蚂蚁，怎么也看不进去。昨晚，她又失眠了。

自从期中考试临近，小闽每晚都像煎鱼一样在床上翻来覆去。明明困得眼皮打架，可一闭眼，数学题、英语单词就在脑子里转圈圈。“再背10分钟就睡！”她打开台灯，可10分钟变成了1小时、2小时……直到窗外泛起鱼肚白，她才迷迷糊糊睡着。但闹钟很快响起，新的课业又压了过来。

“黑眼圈快掉到下巴了！”同桌小林戳了戳她的胳膊，说：“你这样下去要变‘熊猫侠’啦！”小闽苦笑一声，趴在课桌上叹气：“我也不想啊，可一躺下就心跳加速，脑子里全是考试……”

放学后小闽耷拉着脑袋往家走。“看你状态这么不好，是不是没睡好？”爷爷赶紧递来一杯温热的菊花茶。小闽捧着茶杯，鼻子一酸：“是啊，失眠快1周了，爷爷，我是不是得吃安眠药啊？”爷爷摇摇头，轻轻托起她的手腕：“你这小丫头，应该早点告诉爷爷。来，爷爷教你个‘助眠密码’！”

爷爷拇指按在小闽手掌根部的凹陷处：“这叫神门穴，是心经的‘安心开关’。”一阵酸胀感顺着手臂爬向胸口，小闽突然打了个哈欠。“再试试脚底的涌泉穴！”爷爷让她脱掉袜子，用掌心搓热脚心，说：“这里就像身体的‘暖宝宝’，搓热了能引火归原。”

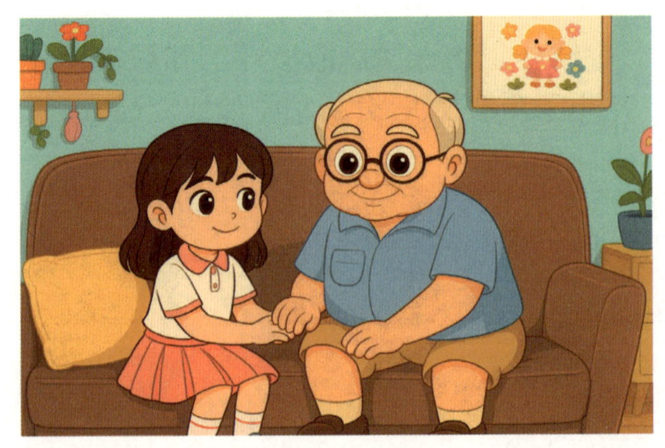

神奇的是，当晚小闽按爷爷教的方法揉完穴位，又喝了妈妈煮的酸枣仁茶，竟一觉睡到闹钟

响！第二天清晨，她对着镜子惊呼："黑眼圈变淡了！今晚开始，我要和失眠说拜拜！"

一 失眠：身体里的"闹钟罢工"

我们的身体内有一台智能"生物钟"，白天分泌皮质醇保持清醒（中医学称"阳"），夜晚分泌褪黑素助眠（中医学称"阴"）。但长期熬夜、压力过大，就像用力拧紧发条，让"闹钟"卡住罢工！中医学把失眠分为以下三种类型。

1. "火山型"失眠（心火旺）

（1）表现：入睡难、多梦易醒、舌尖发红。

（2）原因：像心里烧着一团火，多见于考试焦虑、熬夜玩手机。

2. "电池型"失眠（肝肾阴虚）

（1）表现：醒得早、头晕耳鸣、手脚心热。

（2）原因：身体"电量"不足，常见于挑食、用眼过度的学生。

3. "卡顿型"失眠（脾胃不和）

（1）表现：睡不踏实、胃胀呃逆。

（2）原因：睡前吃零食、冷饮，肠胃"加班"影响睡眠。

二 四大"安神开关"：给大脑装静音键

1. 神门穴——暂停"脑内弹幕"

（1）找穴秘诀：握拳，手腕内侧突起的肌腱下方凹陷处。

（2）操作指南：拇指打圈揉按 3 分钟，力度像捏棉花糖。

（3）科学原理：刺激此处能降低交感神经兴奋度，让脑内"弹幕"暂停！

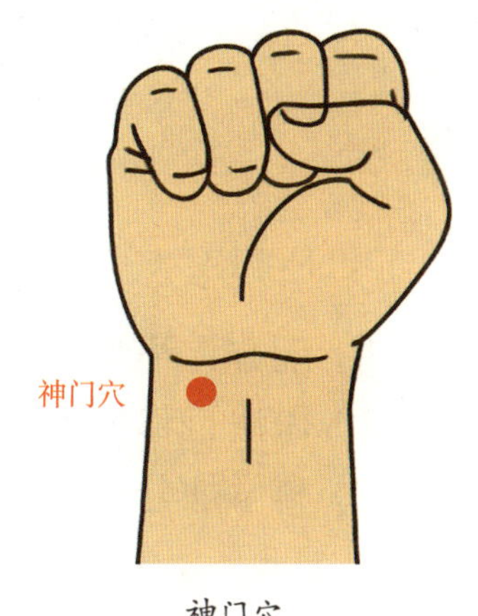

神门穴

2. 涌泉穴——脚底的"催眠暖宝宝"

（1）趣味定位：脚掌蜷起时，前脚掌凹陷的"小酒窝"处。

（2）睡前仪式：手心搓热后快速摩擦涌泉穴近百下，直至脚心发烫。

（3）古人智慧:《黄帝内经》中说“肾出于涌泉，涌泉者足心也”。搓热这里能引虚火下行，避免胡思乱想！

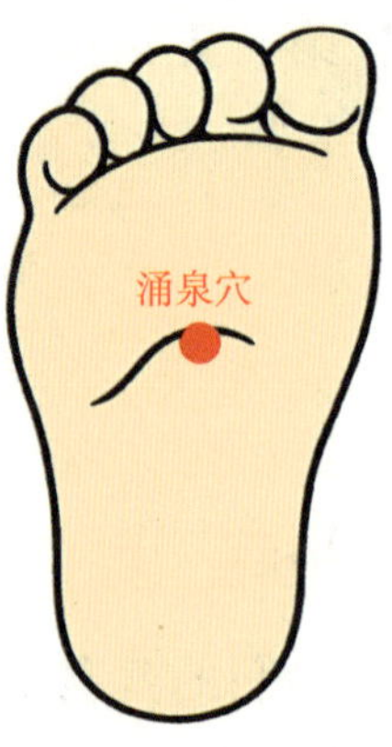

涌泉穴

3. 三阴交穴——学生党的“充电桩”

（1）快速找穴法：脚踝内侧向上四指宽，胫骨边缘凹陷处。

（2）调理绝招：拇指按压配艾灸（需家长协助），能改善长期熬夜导致的“熊猫眼”。

（3）跨学科链接：此处是脾、肝、肾三条阴经交汇点，就像身体里的“三合一数据线”！

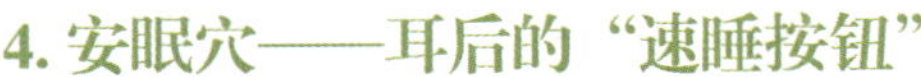

4. 安眠穴——耳后的“速睡按钮”

（1）精确坐标：耳垂后方凹陷处。

（2）应急用法：失眠时用指尖轻叩 20 次，配合深呼吸。

（3）趣味实验：对比按压前后的哈欠次数，记录在“睡眠日记”里！

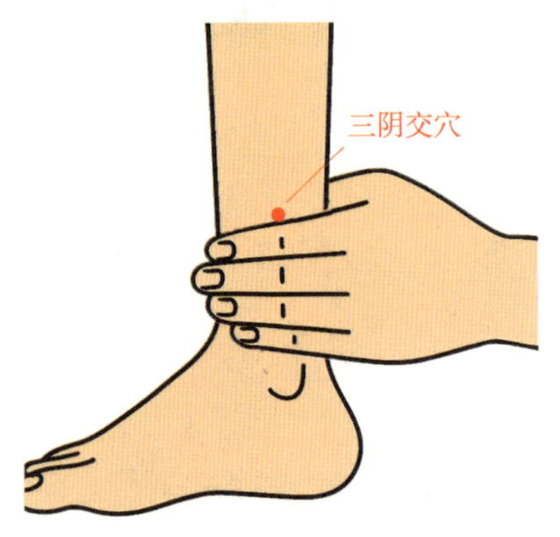

三阴交穴

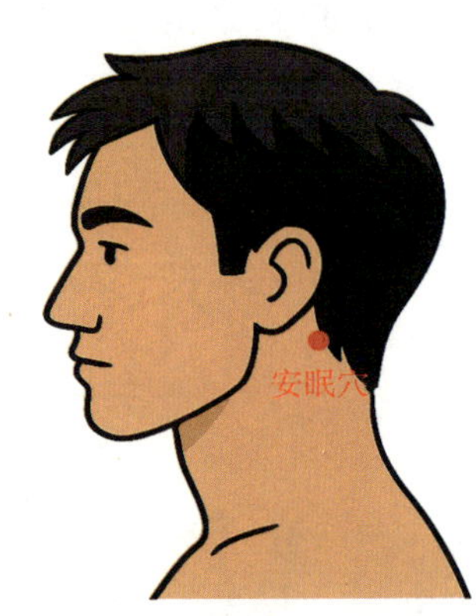

安眠穴

三 食疗小厨房：吃出来的好睡眠

1. 助眠冠军粥

（1）配方：小米 30 克、百合 10 克、莲子 5 颗。

（2）做法：将上述所有材料煮至软烂，睡前 1 小时服用。

（3）科学加分：小米富含色氨酸，是合成褪黑素的原料！

2. 学生党必备茶饮

（1）酸枣仁茶：炒酸枣仁 10 克、桂圆 3 颗、枸杞子 5 粒，热水冲泡代茶饮。

（2）禁忌提示：腹泻时停用，孕妇禁用！

3. 睡前零食黑名单

（1）奶茶和咖啡：咖啡因是“睡眠小偷”，晚上 6 点后别碰！推荐替换为温牛奶和一小勺蜂蜜，像给大脑盖“棉花被”。

（2）油炸食品：炸鸡薯条让肠胃“加班”，影响深度睡眠。

四 睡前禁忌黑名单

1. 电子设备蓝光

睡前刷手机会抑制褪黑素分泌，相当于喝浓缩咖啡！

2. 剧烈运动

晚间打球、跑步会让身体过度兴奋，应改成散步或拉伸。

3. 恐怖故事

惊悚情节刺激肾上腺激素，容易做噩梦！

五 古今智慧对对碰

1. 古代妙招

（1）宋代：用菊花枕（干菊花、荞麦壳）清热安神，学生赶考必备。

（2）清代：慈禧太后睡前用玉轮按摩脸部，促进血液循环（现代可用滚轮美容仪）。

2. 现代验证

（1）研究数据：研究发现艾灸神门穴可使脑电波 α 波（放松波）增加 40%！

（2）科技应用：智能手环监测睡眠质量，搭配穴位按摩提升深度睡眠时长。

3. 共同点

无论古今，调理失眠都注重“身心同治”，即外调穴位，内养心神！

一 项目名称

“夜夜好眠”实践计划。

二 项目设计

材料和仪器

1. 基础工具包

穴位示意图（标注神门穴、涌泉穴、三阴交穴、安眠穴），可擦笔（用于标记穴位位置），计时器（手机秒表功能即可），软毛刷或羽毛（练习轻柔按摩手法），网球或橡皮泥（模拟穴位按压触感）。

2. 辅助材料

75% 酒精湿巾（消毒皮肤和工具），润肤乳或橄榄油（减少摩擦），助眠粥配料（小米、百合、莲子），安神茶包配料（酸枣仁、桂圆干、枸杞子）。

3. 记录工具

“睡眠日记本”（记录每日入睡时间、睡眠质量），贴纸表情包（☺代表好眠，☹代表失眠）。

实施场所

1. 室内环境

教室或家庭活动室（安静、避风，室温 24℃以上）。

2. 布置要求

墙面张贴“安眠穴位地图”和“睡前禁忌海报”；每组配备软垫、靠枕。

操作人员

每组 4 人，分工协作。

1. 按摩师

按摩师负责消毒、定位穴位、操作按摩手法。

2. 体验官

体验官放松躺或坐，实时反馈感受（如“这里酸酸的”）。

3. 记录员

记录员监督操作规范，填写“睡眠日记”。

4. 安全员

安全员检查工具安全性，提醒卫生注意事项。

实施内容

1. 穴位定位与按摩实操

学习用“手指同身寸法”测量穴位（如四横指为三寸）；用可擦笔标记神门穴、涌泉穴等穴位，误差不超过1厘米。

2. DIY 助眠茶包

按比例混合酸枣仁、桂圆干、枸杞子，装入纱布袋制成茶包；设计茶包标签，标注功效和冲泡方法（如“睡前1小时饮用”）。

3. 设计睡前放松操

结合穴位按摩和拉伸动作，编创3分钟“好眠操”（如搓涌泉穴、揉神门穴和拉伸颈部）。

三 项目实施

前期准备

1. 安全自查

检查网球表面有无毛刺，润肤乳有无致敏成分；用酒精湿巾清洁操作台和工具，避免交叉感染。

2. 角色培训

（1）按摩师：练习“橡皮泥测试法”，即用拇指按压橡皮泥，以下陷约1厘米为最佳力度。

（2）安全员：学习“应急处理三步法”，即停止操作→冷敷→报告老师。

分步操作指南

1. 第一阶段：穴位按摩训练

（1）穴位定位

①体验官伸出手腕，按摩师用可擦笔标记神门穴，限时 30 秒。

②错误排查：若标记位置偏离肌腱凹陷处，需用酒精棉球擦去重画。

（2）涌泉穴搓热比拼

①体验官脱袜坐好，按摩师用搓热后的手心快速搓脚心近百次，记录员用红外测温仪测量温度变化。

②互动任务：比比谁的脚心先变成“小火炉”（温度升高≥ 2℃获胜）。

（3）安眠穴轻叩试验

①用羽毛轻扫耳后安眠穴，体验官闭眼反馈“痒”“酸”“无感”等。

②记录员统计不同按摩手法出现的打哈欠次数，填入“睡眠日记”。

2. 第二阶段：制作助眠茶包

（1）材料称量与混合

①按“酸枣仁 10 克、桂圆 3 颗、枸杞子 5 粒”配方称重，装入纱布袋。

②安全提示：酸枣仁需提前炒制（由教师统一处理）。

（2）茶包创意设计：用彩笔在茶包标签上画睡眠主题图案（如月亮、星星），并标注“晚安小卫士，助你甜梦”！

3. 第三阶段：安眠操编排与展示

（1）动作分解练习

①搓热涌泉穴（1 分钟），同时深呼吸（吸气 4 秒，呼气 6 秒）。

②按揉神门穴（左右侧各 1 分钟），同时颈部左右缓慢转动。

③轻叩安眠穴（20 次），最后做“伸懒腰”动作放松全身。

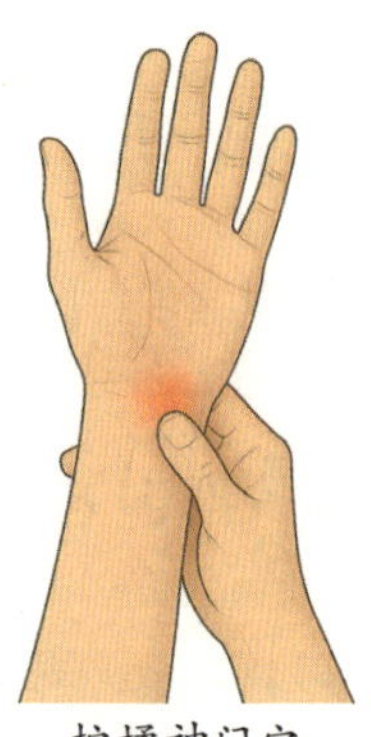

按揉神门穴

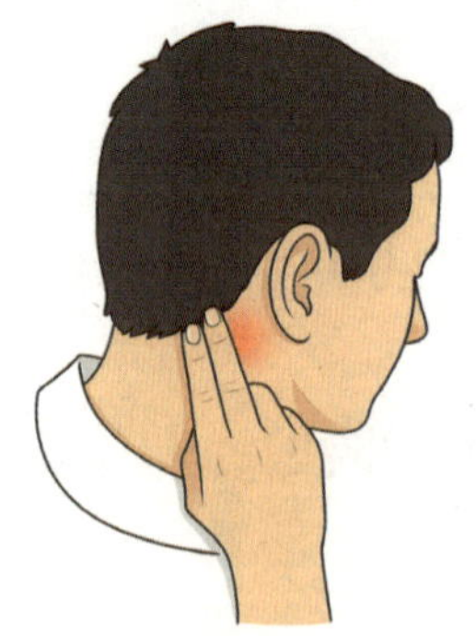

轻叩安眠穴

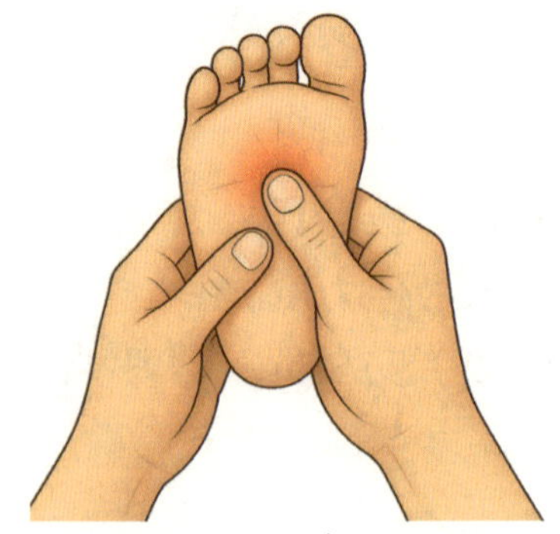

搓热涌泉穴

（2）小组创意 PK

①每组为安眠操设计口号（如“按按神门穴，瞌睡来报到”），并轮流表演。

②评选“最具创意好眠操”，奖励“睡眠小达人”徽章。

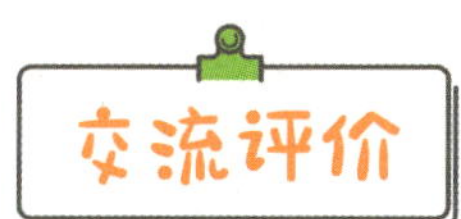

一 评价维度与细则

1. 操作规范性（50 分）

（1）穴位定位（20 分）：能准确找到神门穴、涌泉穴、三阴交穴、安眠穴，误差≤ 1 厘米。

（2）按摩手法（20 分）：力度适中（如“棉花糖触感”），搓涌泉穴时脚心温度升高≥ 1℃。

（3）流程完整（10 分）：按“定位→消毒→按摩→记录”步骤完成，无遗漏环节。

2. 团队协作（30 分）

（1）分工配合（15 分）：按摩师、体验官、记录员、安全员角色明确，操作流畅。

（2）创意实践（15 分）：设计的安眠操口号新颖，茶包标签美观且信息完整。

3. 效果检验（20 分）

（1）睡眠改善（10 分）：连续打卡 1 周，睡眠日记中“☺”表情占比≥ 70%。

（2）科学记录（10 分）：数据翔实（如打哈欠次数、脚心温度变化），图表清晰。

二 评价方法

1. 情景模拟

设置“考前失眠急救”任务，小组限时完成穴位按摩和茶包冲泡，教师按细则评分。重点考察是否优先选择神门穴、茶包配方是否科学。

2. 家庭互评

邀请家长填写“家庭睡眠反馈表”，从“入睡速度”“睡眠质量”等角度打分，纳入总评分。

三 常见问题与解决方案

1. 穴位找不准

（1）问题表现：标记神门穴时偏移到手腕外侧，搓涌泉穴时误触脚趾。

（2）解决方案：反复练习“手指同身寸法”；在模型上贴荧光贴纸标记易错点。

2. 按摩力度控制不当

（1）问题表现：按揉神门穴时受术者喊疼，或搓涌泉穴后脚心无热感。

（2）解决方案：练习“橡皮泥测试法”，即用拇指按压橡皮泥，按压后下陷 1 厘米为最佳力度；搓脚心时加快频率至每秒 2~3 次。

3. 茶包材料配比错误

（1）问题表现：酸枣仁未炒制导致效果差，桂圆干过量引起上火。

（2）解决方案：教师统一提供炒制酸枣仁；用电子秤精准称量，标注“桂圆≤ 3 颗 / 包”。

从指尖的温热触感到草本茶香的氤（yīn）氲（yūn），从古老的穴位智慧到现代睡眠科学的融合，“夜夜好眠”项目让同学们在动手实践中感悟中医文化的魅力，培养健康生活的自主能力。这是一场跨越千年的对话，更是一次身心平衡的探索之旅！

一 传统文化传承

1. 古今对话

还原宋代“菊花枕”制作工艺，用干菊花与荞麦壳填充布袋，体验古人“以自然疗愈自然”的智慧；对比《黄帝内经》中“心主神明”理论与现代脑科学，制作“安眠智慧时间轴”，用漫画展示古人如何用穴位调理失眠。

2. 文化实践

学唱“催眠引”等古代民谣，用古琴伴奏设计“睡前音疗课”，感受“声波助眠”的魅力；在校园举办“睡眠文化展”，陈列菊花枕、穴位按摩图等。

二 劳动技能提升

1. 技能拓展

担任“家庭睡眠顾问”，为家人定制助眠方案（如睡前粥品和穴位按摩）；设计“好眠工具包”，内含茶包、穴位图、操作指南。

2. 创意改造

开发“穴位定位袜”，在脚底标注涌泉穴位置；设计“智能按摩袜”，内置发热片和震动模块，自动对准涌泉穴提供温热按摩。

三 科学探究创新

1. 实验验证

用智能手环监测按摩前后的心率变异性（HRV），分析放松效果；对比酸枣仁茶与牛奶的助眠差异，撰写实验报告。

2. 跨学科融合

融合信息课，编程设计“睡眠提醒 APP”，定时推送“穴位按摩”提示；结合生物（褪黑素）、物理（温度测量）等知识，深化科学认知。

第四节

眼睛健康藏玄机，五轮学说探奥秘

情境故事

“妈妈！我最近看黑板总像隔了层雾！”小闽一回家就扑到沙发上，摘下眼镜揉眼睛。妈妈放下锅铲，紧张地凑近：“这副眼镜才配了 3 个月啊！明天赶紧去医院检查！”

第二天一早，母女俩直奔医院眼科。医生让小闽盯着视力表，又用仪器扫描了她的眼底。检查结束，医生扶了扶眼镜：“近视度数没增长，但视眼疲劳很严重。”医生又看了看小闽的舌苔：“这孩子脾胃有点弱，甜食要少吃。平时可以做耳穴压豆，健脾胃对眼睛也有好处。”

“脾胃和眼睛有关系？”小闽瞪圆了眼睛。医生笑道：“这是中医的‘五轮学说’！古人发现，眼睛像车轮一样分成五个部分，每个部分都连着五脏。比如眼睑属于脾胃，就像房子的地基，地基稳了，眼睛才能明亮！”

回家的路上，妈妈买了耳穴贴。晚饭后，小闽对照说明书，在耳朵上找“肝”“脾”“眼”的穴位，贴好王不留行子，轻轻按压。“酸酸的！”她边按边嘀咕：“难道耳穴贴真能治眼睛？”

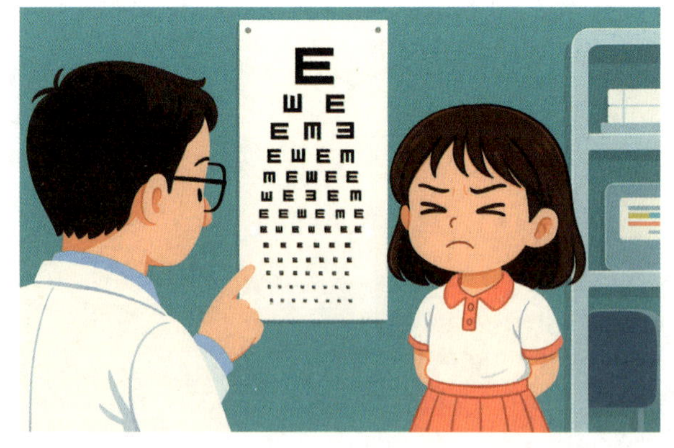

一周后，小闽惊喜地发现，眼睛干涩少了，连写作业都更专注了！科学课上，她举着耳穴模型向同学们科普：“中医说‘肝开窍于目’，护眼首先要养肝！耳穴压豆就像给身体发信号，让五脏一起保护眼睛！”同桌小林听得入神：“太神奇了！周末我也要试试！”

讲解说明

一 五轮学说：眼睛里的“五脏地图”

中医学认为，眼睛不是孤立的器官，而是五脏六腑的“健康显示屏”。早在两千多年前，《黄帝内经》中就提出“五脏六腑之精气，皆上注于目”，古人将眼睛分为五个部分，分别对应不同的脏腑，称为“五轮学说”。

1. 肉轮（眼睑）→ 脾

眼睑像两扇小门，保护眼球。中医学说“脾主肌肉”，眼睑开合是否灵活、是否浮肿，反映了脾胃的强弱。若小朋友挑食、爱吃甜食，就容易脾虚，眼睑会下垂或出现睑膜炎。

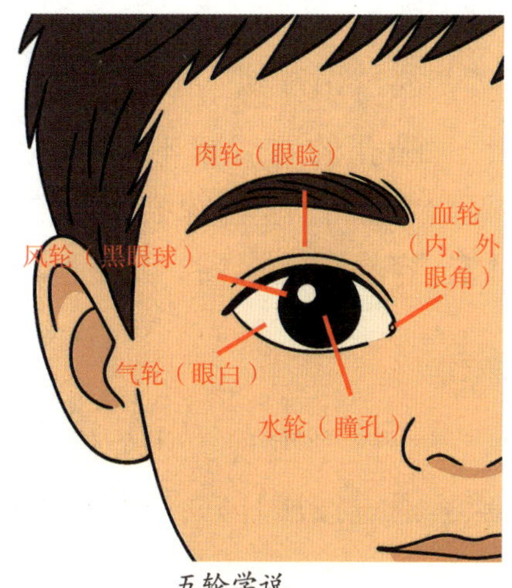

五轮学说

2. 血轮（内、外眼角）→ 心

眼角血管丰富，与心脏相连。熬夜或压力大时，眼角发红、长血丝，说明心火太旺，需要“降火”啦！

3. 气轮（眼白）→ 肺

眼白的清澈度反映了肺的健康。比如肺热时眼白浑浊、充血。

4. 风轮（黑眼球）→ 肝

黑眼球的明亮度由肝血决定。长期看手机、熬夜，肝血不足，黑眼球会变得混浊。

5. 水轮（瞳孔）→ 肾

瞳孔像一汪深潭，需要肾精滋养。肾虚的小朋友容易畏光、视力模糊，中医常说“肾精足，瞳仁亮”！

二 近视防控的“中医密码”

西医学认为近视是“睫状肌痉挛”，而中医学发现，近视还与五脏功能失衡密切相关！

1. 脾虚

眼睑无力，睫状肌“罢工”。脾胃是“气血工厂”，脾虚者气血不足，眼睑肌肉松垮，无法支撑睫状肌的正常调节。

2. 肝血不足

黑眼球的“能源危机”。肝血像电池，给眼球提供营养。用眼过度会耗尽肝血，导致黑眼球干涩、调节能力下降。

3. 肾精亏虚

瞳孔的“后援不足”。肾精是先天之本，肾虚者瞳孔对光线反应迟钝，容易视物模糊。

护眼小贴士

①少吃甜食，多吃胡萝卜、蓝莓（健脾养肝）。

②每天做“米字操”（上、下、左、右转动眼球）。

③睡前热敷眼睛（用40℃毛巾敷5分钟）。

三 耳穴压豆：耳朵上的“护眼开关”

中医学发现，耳朵像一个倒置的胎儿，全身穴位都能在耳朵上找到对应点！通过按压耳穴，可以“遥控”五脏，调理眼睛。

1. 耳穴“护眼三剑客”

（1）眼穴：耳垂正中，改善视疲劳、干眼症。

（2）肝穴：耳甲艇后下方，能疏肝明目。

（3）脾穴：耳甲腔中央，能健脾益气。

2. 操作四步曲

（1）找穴位：用探棒轻划耳垂、耳甲艇等区域，找到酸痛点。

（2）消毒：用酒精棉球擦拭耳廓。

（3）贴豆：将王不留行子贴到穴位上。

（4）按压：每天按3次，每次30下，力度像捏橡皮泥。

3. 科学原理

按压耳穴时，神经信号会传到大脑，身体会释放“内啡肽”，缓解眼肌疲劳。同时，刺激脾穴能促进消化，帮助吸收护眼营养物质！

四 古今对话：从“五轮学说”到现代眼科

1. 古人用五轮学说指导眼病治疗

（1）唐代：孙思邈用菊花洗眼、枸杞子入药，清肝明目。

（2）明代：眼科专著《银海精微》记载“五轮辨证法”，通过眼睑浮肿判断是否有脾虚生湿。

2. 现代科技为传统理论插上翅膀

（1）红外热成像仪：测量眼周温度，分析气血流通。

（2）智能耳穴仪：精准定位穴位，避免人工误差。

五 安全须知

1. 禁忌证

耳朵破损者、发热者禁止耳穴贴压。

2. 过敏处理

若贴豆处发痒红肿，应立即撕下并冷敷。

3. 配合西医学

近视加深需及时佩戴眼镜，中医调理是“助攻”，非“替代”！

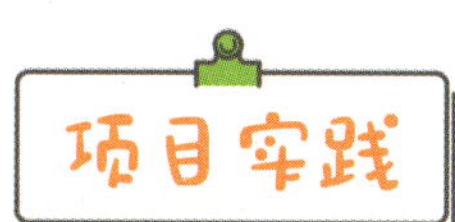

一 项目名称

“耳穴护眼小卫士”行动。

二 项目设计

材料和仪器

1. 材料

王不留行子耳穴贴（每小组 10 贴，含胶布和药子），75% 酒精棉球 1 包，医用棉签 10 支，耳穴模型 1 个（标注“眼”“肝”“脾”“肾”等穴位），圆头探棒（可用圆头牙签替代），记录表（记录耳穴贴压后穴位反应、按压次数及效果）。

2. 仪器

镊子 1 把（夹取耳穴贴），计时器（手机秒表功能即可），放大镜（辅助观察耳廓细节）。

实施场所

教室或实验室，避免强风直吹，墙面张贴“耳穴护眼示意图”。

操作人员

4 人一组，分工协作。

1. 穴位侦探

穴位侦探负责用探棒寻找耳穴酸痛点。

2. 贴豆小能手

贴豆小能手消毒耳廓并粘贴耳穴贴。

3. 记录员

记录员记录操作过程及受术者反馈。

4. 受术者

受术者放松侧坐，实时反馈感受。

实施内容

1. 认穴位

对照耳穴模型，了解“眼”“肝”“脾”穴的位置和功能。

2. 找痛点

用探棒轻划耳垂、耳甲艇等区域，标记酸胀感最强处。

3. 贴豆

消毒后，将王不留行子贴到穴位上，按压至有“酸麻胀”感。

4. 每日任务

连续 3 天按压耳穴，记录眼睛舒适度变化（如“干涩减少”“看黑板更清晰”）。

三 项目实施

前期准备

1. 材料检查

确认耳穴贴胶布黏性良好，酒精棉球未开封，耳穴模型穴位标注清晰，无破损。

2. 角色培训

（1）穴位侦探：练习用探棒轻触耳廓，避免用力过猛。

（2）贴豆小能手：模拟用镊子夹取耳穴贴，确保不污染胶布。

3. 安全自查

检查受术者耳部有无破损、红肿；贴豆小能手修剪指甲，用酒精湿巾清洁双手。

操作流程

1. 定位穴位

受术者侧坐，露出左耳。穴位侦探用探棒轻划耳垂中央（眼穴）、耳甲艇后下方（肝穴）、耳甲腔后上部（脾穴），标记酸痛点。

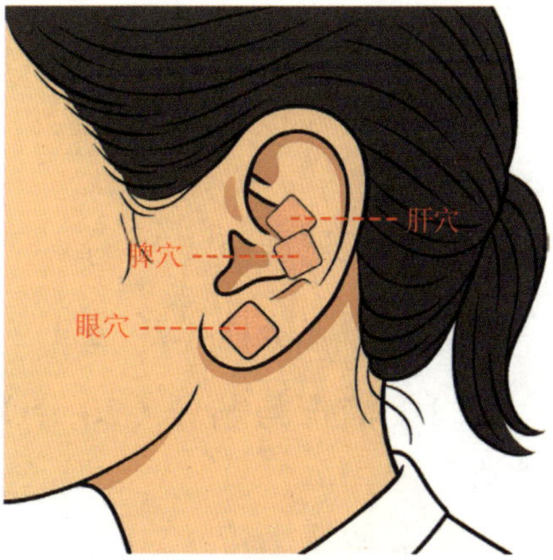

眼穴、肝穴、脾穴

2. 消毒贴豆

贴豆小能手用酒精棉球擦拭耳廓，待干燥后，用镊子夹取王不留行子耳穴贴，对准标记点贴紧；按压 3 秒，询问受术者是否有“酸麻胀”或发热感。

3. 记录反馈

记录员填写表格。

①贴豆时间：________

②按压感受：□酸 □麻 □胀 □发热感 □无感觉

③当日用眼时长：________

4. 日常按压

受术者每天早、中、晚各按压耳穴 30 次，力度以“捏橡皮泥”为度，连续按压 3 天后，对比记录表中的视力变化。

注意事项

1. 安全红灯

耳部破损者或对胶布过敏者禁止操作；按压时切勿用指甲掐，避免皮肤损伤。

2. 应急处理

若贴豆处发痒红肿，应立即撕下耳穴贴并用冷毛巾敷 5 分钟；若贴错穴位导致头晕，可轻按“耳神门穴”（耳廓上方三角窝处）缓解。

3. 卫生要求

一人一贴，避免交叉使用。废弃棉球、耳穴贴投入医疗废物专用垃圾袋。

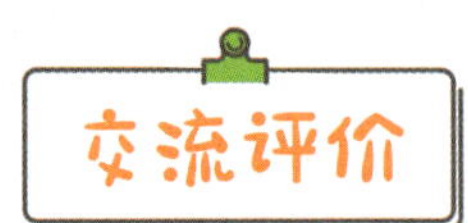

一 评价维度与细则

1. 穴位定位准确性（40 分）

（1）找穴技巧（20 分）：能用探棒快速找到“眼”“肝”“脾”穴，误差不超过 1 厘米。

（2）标记规范（20 分）：用可擦笔清晰标记酸痛点，位置与耳穴模型一致。

2. 操作规范性（40 分）

（1）消毒与贴豆（20 分）：用酒精棉球彻底擦拭耳廓，耳穴贴黏合紧密无翘边。

（2）按压力度（20 分）：按压时力度适中，受术者反馈“酸胀可忍”，无皮肤红肿。

3. 团队协作与记录（20 分）

（1）分工配合（10 分）：穴位侦探、贴豆小能手、记录员、受术者角色分工明确，操作流畅。

（2）记录翔实（10 分）：记录员在表格中完整填写“按压感受”“用眼时长”等数据，字迹清晰。

二 评价方法

1. 情景模拟

设置“护眼小卫士考核”场景，每组限时 5 分钟完成“找穴→贴豆→记录”全流程，教师按细则打分。

2. 小组互评

各组交换“护眼记录表”，匿名评价穴位定位是否精准、操作是否规范，提出改进建议（如“消毒时间可延长”）。

三 常见问题与解决方案

1. 穴位找不准

（1）问题表现：标记的酸痛点与耳穴模型位置偏差大，按压后无酸胀感。

（2）解决方案：用红笔在耳穴模型上圈出“眼穴”“肝穴”等易错区域。练习“耳垂三等分法”（耳垂中央为眼穴）。

2. 耳穴贴容易脱落

（1）问题表现：贴豆后胶布翘边或掉落，影响按压效果。

（2）解决方案：贴豆前用酒精棉签擦干耳廓，确保胶布黏性；按压时用指腹轻揉，避免拉扯胶布。

3. 按压后头晕或皮肤过敏

（1）问题表现：受术者按压后出现头晕、耳部红肿瘙痒。

（2）解决方案：立即撕下耳穴贴，冷敷过敏部位；改用低敏胶布或减少按压次数（每日 1 次，每次 10 下）。

从耳穴到心灵，从传统到未来。通过“耳穴护眼小卫士”项目，同学们不仅解锁了中医的千年智慧，更在实践中锤炼技能、感悟文化，让健康守护的种子在心中生根发芽。

一 传统文化传承

1. 古今智慧

对比《黄帝内经》中的“五轮学说”与现代耳穴疗法，通过五轮学说，感悟中医学“天人合一”的智慧。

2. 文化实践

举办“中医护眼游园会”，设置“耳穴贴贴乐”“五轮拼图赛”等游戏，让低年级同学在趣味中学习护眼知识。

二 劳动技能提升

1. 家庭健康行动

为家人定制“护眼套餐”（贴耳穴 + 热敷 + 米字操），设计“家庭护眼打卡表”，评选“爱眼之星”。

2. 工具创意改造

用废旧纽扣、软木片制作“DIY 耳穴贴”，标注穴位名称，测试不同材料的按压舒适度。

三 科学探究创新

1. 实验验证

分组对比“贴耳穴组”与“普通护眼组”的视力变化，用数据说明耳穴效果；对比实验验证耳穴效果（如左耳贴豆、右耳不贴，记录视力变化）。

2. 跨学科融合

结合生物课“神经系统”知识，分析耳穴按压如何通过神经传导缓解视疲劳；结合美术课，绘制“耳朵上的护眼地图”，用荧光笔标记出关键穴位。

第三单元

中药生活小实验

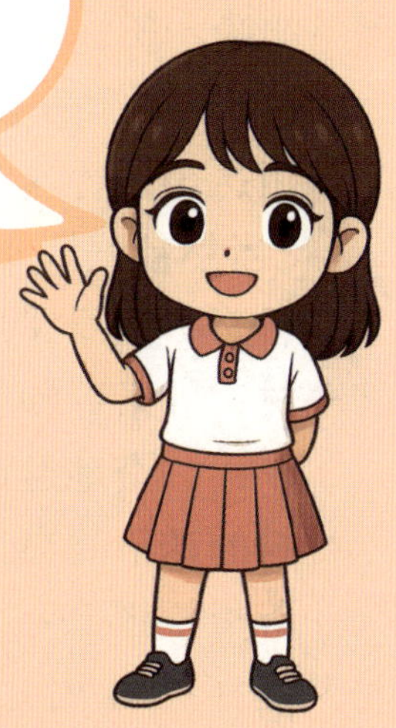

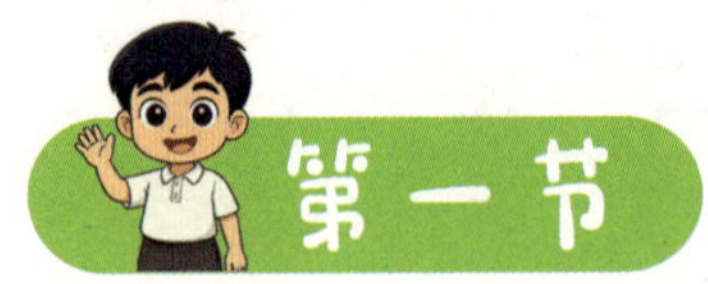

端午佩囊承古意，药香萦绕护平安

情境故事

“爷爷，端午节为什么要挂艾草和石菖蒲呀？”小福踮着脚，把一束青翠的艾草系在侧边门框上。院子里飘着粽叶的清香，阳光透过老槐树的枝叶洒下来，斑斑驳驳地映在石板路上。

爷爷正用红绳扎着石菖蒲，闻言笑道：“端午是入夏后的第一个节气，湿热交加，毒虫病害多。艾草和石菖蒲的香气能驱邪辟瘟，保佑咱家平安。”

小福凑近艾草嗅了嗅，皱起鼻子：“这味道有点冲，像草药铺子的味道！”爷爷哈哈一笑，转身从竹篓里抽出一根石菖蒲递给他：“你再闻闻这个。”

“哇！这个香多了，像……像雨后的竹林！”小福眼睛一亮说：“爷爷，能不能用这个做香囊？我想挂在书包上！”

“当然能！”爷爷摸了摸胡须说：“古时候人们不光挂门上，还把药材磨碎装进香囊，随身带着。艾草驱蚊，石菖蒲提神，各有各的本事。要是再配上其他药材，效果更妙！”

小福兴奋地翻出针线盒：“那咱们现在就做吧！我要做一个驱蚊的，再做一个提神的送给同桌！”

爷爷摇摇头：“急什么？中药材学问大着呢！先得学会用鼻子闻药。”他转身从柜子里捧出几个青瓷罐，一字排开，说：“这是薄荷、陈皮、茉莉花……你能闭着眼靠气味认出它们吗？”

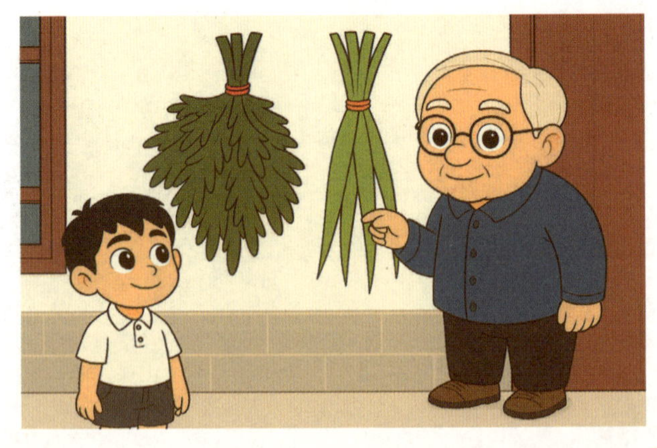

小福蒙上眼，捏起一片干叶轻嚼：“嗯……这个有点苦，是陈皮？”

“错啦！这是艾叶！”爷爷敲了敲他的脑门说：“再试试这个。”

厨房飘来粽香，蝉鸣声忽远忽近。在祖孙俩的笑闹声里，一场关于气味与智慧的传承悄然开始……

一 香囊里的千年智慧

端午节佩香囊的习俗始于战国，古人认为“香能辟邪”。《荆楚岁时记》记载：“以五色丝系臂，名曰辟兵，令人不病瘟。”香囊中的药材通过挥发油释放香气，形成保护屏障。现代科学证实，艾叶含桉油精、樟脑等成分，可驱蚊抑菌；石菖蒲中的细辛醚能提神醒脑，这正是传统智慧的科学密码。

二 辨药如识友——药材的感官密码

1. 气味图谱

（1）艾叶：辛烈似松针，带草本苦涩。
（2）石菖蒲：清冷如薄荷，尾调有木香。
（3）茉莉花：淡雅花香，余韵绵长
（4）陈皮：醇厚甘甜，似晒干的橘皮。
（5）薄荷：清凉透鼻，如含冰雪。

2. 形态特征

（1）艾叶：叶片羽状深裂，背面密布灰白色绒毛。
（2）石菖蒲：根状茎粗壮，叶剑形，边缘有膜质。
（3）茉莉花：常绿小灌木，叶椭圆油亮，花朵洁白如雪，五瓣舒展。
（4）陈皮：干燥橘皮卷曲，油室分布如星点。
（5）薄荷：茎呈四方形，叶对生如卵形，边缘锯齿分明。

三 香囊组方的科学逻辑

中医组方讲究“君臣佐使”，香囊配伍亦如此。

1. 驱蚊方（艾叶为君）

艾叶（驱蚊）、薄荷（增强清凉感）、丁香（抑菌）、陈皮（调和香气）。

2. 提神方（石菖蒲为君）

石菖蒲（醒神）、佩兰（化湿）、茉莉花（舒缓情绪）、冰片（速释香气）。

四 香囊制作的四大原则

1. 药材配伍精准

切忌随意替换，如误用野菊花可能引发过敏。

2. 粉碎适度

过粗则香气释放缓慢，过细则易漏出布袋。

3. 填充技巧

棉花裹药粉成团，松紧适中，确保透气性。

4. 安全第一

铜舂（chōng）固定防滑，粉碎时佩戴口罩防止吸入粉尘。

五 香囊的现代应用

1. 驱蚊香囊

悬挂于窗边或随身携带，纯天然无刺激。

2. 提神香囊

学生、司机可置于书桌或车内，缓解疲劳。

3. 文化载体

香囊刺绣纹样（如五毒、龙舟）承载民俗记忆。

一 项目名称

端午香囊制作与药材鉴别。

二 项目设计

材料和仪器

1. 中药饮片

石菖蒲、艾叶、佩兰、茉莉花、冰片、金银花、丁香、藿香、薄荷、陈皮各 5~8 克。

2. 工具

铜舂或研钵（每组 1 个），药勺（每组 2 把），白瓷盘 2 个，纱布袋（人均 2 个），香囊袋（两款以上颜色，人均 2 个），棉花。

实施场所

通风良好的教室或实验室。

操作人员

3~5 人一组。

实验内容

1. 闻香识药

学习用鼻闻法，感受各种药材的气味特点。一一辨识所给的中药材，避免误用。组员相互测试，在闭眼的状态下，能通过香味准确判断药材品种，至少薄荷、陈皮、茉莉花等不容答错，方可进入下一个环节。

2. 制作香囊

每人制作一个驱蚊香囊，一个提神香囊。根据驱蚊或提神的目标需求，选择处方，按处方选择药材品种，粉碎后用于制作香囊。

三 项目实施

1. 第一阶段：闻香识药

（1）感官训练

①将艾叶、石菖蒲、薄荷、陈皮等药材置于白瓷盘中，观察其形态特征（如艾叶的羽状裂片、陈皮的油室斑点）。

②闭眼轻嗅药材，用关键词描述气味（如“艾叶辛烈带苦”“薄荷冰雪清凉”）。

（2）盲测考核

①组员蒙眼，随机抽取 3 种药材嗅辨，准确率达 100% 方可进入制作环节。

②误判者需重新学习气味图谱，由教师一对一指导。

2. 第二阶段：香囊制作

（1）组方选择

①驱蚊香囊：艾叶 5 克，薄荷 3 克，丁香 2 克，陈皮 2 克。

②提神香囊：石菖蒲 5 克，佩兰 3 克，茉莉花 2 克，冰片 1 克。

（2）粉碎操作

①药材放入铜舂，铜杵垂直握持，以手腕发力匀速捶打。

②药材粉碎至粗粉状，用药勺翻动检查均匀度。

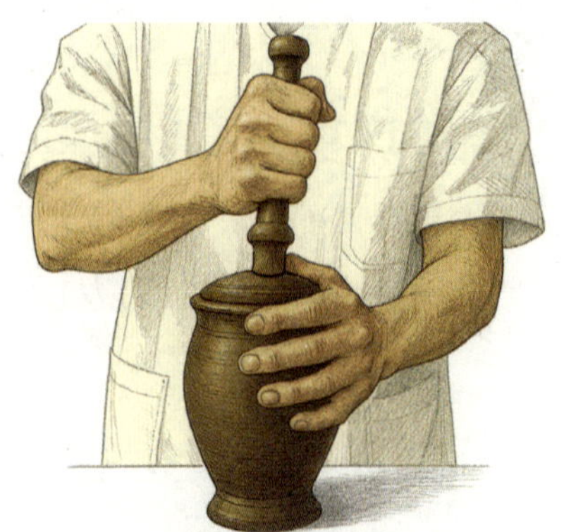

铜舂粉碎药材

（3）填充封装

①取棉花团（直径 3 厘米），用药勺取适量药粉，放棉花上（驱蚊香囊 4 克，提神香囊 3 克）。

②棉花裹紧成球，大小应接近于香囊袋，装入纱布袋后扎口，再放入对应颜色的香囊袋中。

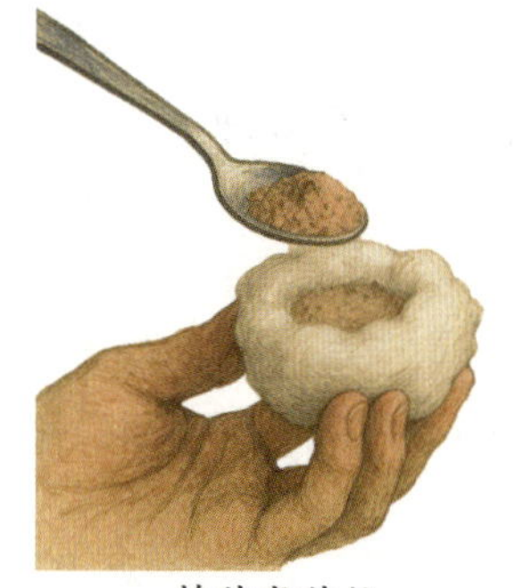

棉花裹药粉

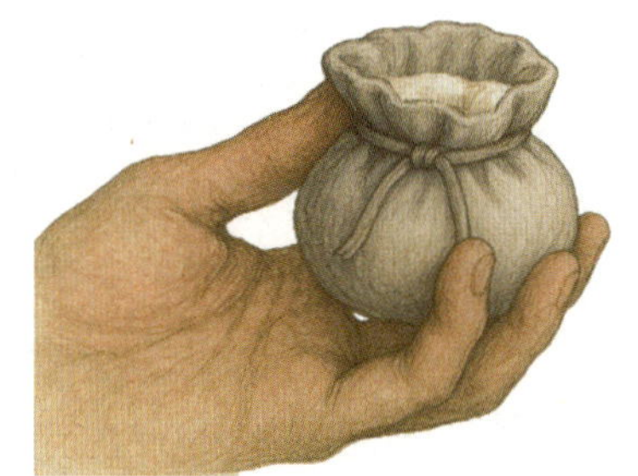

纱布袋扎口

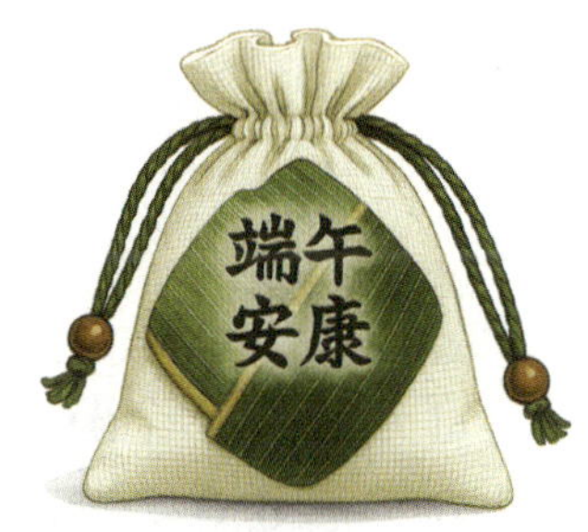

香囊袋

（4）清洁整理

①用毛刷清理铜舂残粉，工具归位。

②用湿布擦拭撒落药粉，实验台酒精消毒。

（5）操作要点

①铜舂固定：底部垫防滑硅胶垫，操作时另一手扶住舂体。

②冰片处理：单独研磨避免粘连，最后与其他药粉混合。

③香气测试：成品香囊静置 1 小时后嗅闻，以气味清透无异味为佳。

交流评价

一 评价维度与细则

1. 操作规范性（40 分）

（1）药材辨识（20 分）：蒙眼测试准确率 100%，误判药材扣分。

（2）粉碎程度（10 分）：药材粉碎至粗粉状，颗粒均匀无结块。

（3）装填规范（10 分）：药粉松紧适中，香囊透气不泄漏。

2. 成品品质（50 分）

（1）气味（30 分）：香气清透无异味（驱蚊香囊为辛烈草本香，提神香囊为清冷木香）。

（2）外观（20 分）：香囊外形饱满，标签设计美观（如手绘端午元素）。

3. 创新与协作（10 分）

提出创意组方（如添加薰衣草助眠等），并提供文献资料佐证。

二 评价方法

1. 双盲测试

（1）匿名编号香囊，评审组按“气味－外观－实用性”打分。

（2）设置“问题样本”（如误用野菊花的香囊等）考验评委的辨识能力。

2. 数据可视化

（1）用雷达图展示各组“制作规范－药材辨识度－香囊气味－香囊外观－填充紧实度－创新”得分对比。

（2）制作“药材误用案例集”：如艾叶与野菊花混淆、冰片过量等。

三 常见问题与解决方案

1. 药粉泄漏

（1）问题表现：香囊袋内纱布未扎紧，药粉外溢。

（2）解决方案：棉花裹药粉成团后再装袋，用双层纱布封口。

2. 香气过淡

（1）问题表现：粉碎不充分或药材混合比例不当。

（2）解决方案：按“君臣佐使”调整组方，粉碎时垂直捶打至粗粉。

3. 冰片结块

（1）问题表现：冰片未单独研磨导致粘连。

（2）解决方案：冰片单独研磨成细粉后再与其他药材混合。

本项目实践让学生通过自己的双手一步步制作出具有实用价值的劳动成果，改善生活、美化生活。同时也掌握了一项传统技艺，又能领悟“一草一木皆学问”的科学精神，让端午的香气穿越古今，浸润心田，还可以通过该项目转化为多元化的素养拓展。

一 传统文化传承

1. 文化传承

录制“香囊里的中医药”微视频，解说药材故事；参与社区端午活动，教老年人制作传统香囊，传承民俗技艺。

2. 文化输出活动

在班级设立“药材误用纠错箱”，定期分享案例；在校园开设“香囊工坊”，讲解药材配伍的“君臣佐使”原则与中医养生理念。

二 劳动技能提升

1. 精细操作训练

要求在规定时间内完成中药材粉碎，呈粗粉状且颗粒均匀无结块；学习用棉花包裹药粉的技巧，确保香囊透气且不泄漏。

2. 质量意识培养

开展“香囊品鉴会”，从气味、外观、填充紧实度等维度评选优质作品。

三 科学探究与创新

1. 实验观察

通过光学显微镜观察艾叶粉末结构特征，并绘图。

2. 跨学科拓展

在美术课中设计香囊刺绣纹样（如五毒、龙舟），融入传统文化元素；将香囊与手绘结合，创作“二十四节气”主题系列。

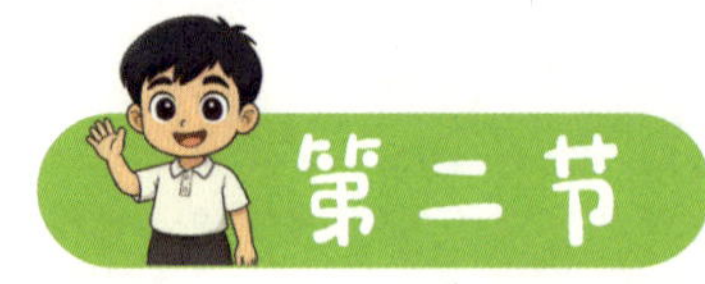

清水一杯验真金，慧眼识得藏红花

月光悄悄爬上窗台，小福在床上翻来覆去，像只不安分的小熊。墙上的挂钟“滴答滴答”走着，已经快十一点了。忽然，“咔嗒”一声轻响，入户门开了，又“嘭”地关上。“是爸爸！”小福一骨碌爬起来，光着脚丫就冲了出去。

客厅里，爸爸卸下背包，松开脚上的鞋带。小福像一颗小炮弹一样扑进他的怀里：“爸爸，您怎么才回来呀？我都 5 天没见您了！”爸爸轻轻捏了捏他的鼻子：“为了快点赶回家见我的小福，我只好挤地铁，一路站着回来，脚都站麻了呢！”

这时，妈妈从厨房提着一桶热水走出来，手里还捏着一个小药包。对爸爸说道：“来，用这红花泡泡脚，可以缓解足下的疲劳。”妈妈边说边把小药包放入热水中。

“红花？是我上次从上海带回来的藏红花吗？”爸爸疑惑地问道。妈妈摇摇头说：“红花是红花，藏红花是藏红花，这是两种不同的药。藏红花那么珍贵，我要留着做美食，可不能给你泡脚用。”一听这话，小福马上来了兴致，也充满了疑问：“藏红花为什么叫藏红花，是西藏产的吗？藏红花做美食是什么味道？红花和藏红花名称这么接近该如何区分？”

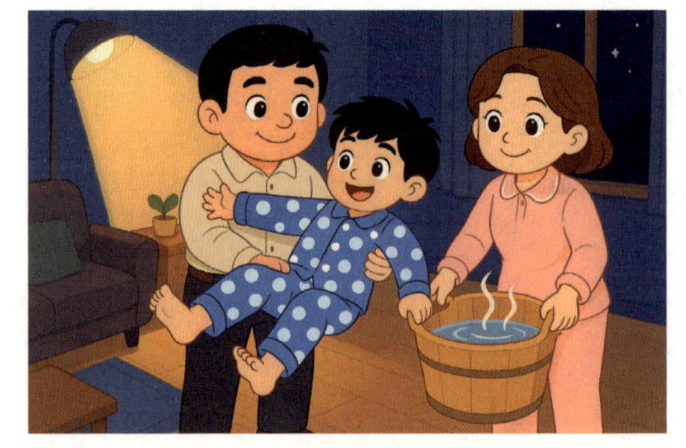

妈妈说：“小福，今天太晚了，先去睡觉，明天带你去实验室，咱们用实验来鉴别红花与藏红花，至于其他问题也可以慢慢找到答案！”

夜深了，在小福的梦里，他不仅变身为一个科学家在实验室忙碌，还吃上了用藏红花做的美食。

讲解说明

一 千年药魂：藏红花的前世今生

藏红花，又名西红花，是鸢尾科番红花属植物番红花 *Crocus sativus* L. 的干燥柱头。番红花是多年生草本植物，也是一种常见的香料。藏红花原产于伊朗、希腊、西班牙等中东及欧洲地区，据史料记载，藏红花先传入印度，明朝时经印度传入西藏，再由西藏传入内地，故得名“藏红花”。

《本草纲目》将它列入药物之类，有镇静、祛痰、解痉作用，能治疗胃病、月经不调、麻疹、发热、黄疸、肝脾肿大等病。但藏红花经印度传到西藏，再传入内地，这是一条贸易路线，就像“一带一路”一样，是一条商贸通道，而西藏由于土壤气候环境等原因，并不产藏红花。现在，在我国科技工作者的努力下，中国上海、浙江等地成功引种藏红花，并实现规模化生产。

二 辨伪绝招：水试法的科学魔法

1. 外观初判

（1）真品：在水中会出现橙黄色，呈直线下降，并逐渐扩散，水会被染成黄色，且无沉淀。

（2）伪劣品

①红花：无橙黄色直线下降，水变成金黄色，花不褪色。

②其他“伪劣品”：水中有扩散的红色颜料（染色），或有沉淀（掺重），一般无橙黄色直线下降现象。

2. 水试法实战

（1）准备工具：玻璃杯、温水、2 种药材（藏红花、红花）、其他伪劣品。

（2）真品藏红花：在水中会出现橙黄色物质呈直线下降，并逐渐扩散，水会被染成清澈的黄色，且无沉淀。

（3）伪劣品现形记

①红花：无橙黄色直线下降，水变成金黄色。

②染色伪劣品：一般无橙黄色直线下降，可见明显扩散的红色，水变为红色。

③掺重伪劣品：有或无橙黄色直线下降现象，水由清澈变浑浊，可见明显沉淀。

三 微观解密：藏红花的“超能力”

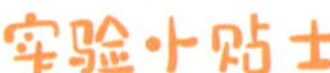

①动作轻缓，药材用量不需太多！②实验同时进行，实验的玻璃杯摆在一起同时观察，实验现象、颜色对比更加明显，科学观察更精准！

藏红花为著名的珍贵中药材，主要药用部分为小小的柱头，因此显得十分珍贵。花含胡萝卜素类化合物，其中主要为西红花苷、西红花酸二甲酯、西红花苦苷及挥发油。挥发油主要由西红花醛等成分组成。藏红花味甘，性平，能活血化瘀、散郁开结、止痛，能治疗忧思郁结、瘀血作痛、跌打损伤等。藏红花的红色柱头很名贵，可用于食品调味和上色，又可用作染料。在地中海地区用于菜肴以及面包中作为调色和调味佐料，也是法式菜浓味炖鱼的重要食材。

但有专家提醒，藏红花虽好，不可贪多！一定要遵医嘱！一般泡水用时，每次使用藏红花的剂量通常为 0.1~0.3 克，不超过 0.5 克。用黄油或油烹制藏红花时，温度不宜过高，或将藏红花浸于热的液体中 15 分钟左右即可。

四 未来使命：中医药少年的行动指南

1. 传承不盲从

学习古人“望闻问切”的观察精神，但要用实验数据说话。比如对比真伪藏红花的水试现象，制作“藏红花真伪鉴别手册”。

2. 创新有担当

思考如何用生物工程技术培育藏红花，扩大种植区域？从藏红花的来源思考，文化交流与传播对中医药发展有何重要的作用？我们应该发扬“新神农尝百草”的精神，让中医药走向世界，也让世界各地的药草为中医所用。

3. 守护绿色瑰宝

拒绝购买来路不明的药材，遇到假货勇敢说“不”！每个人都是中医药文化的守护者。

五 小药童须知

药材十分珍稀，要可持续利用！
遇到身体不适，先找医生诊断。
学习中药知识，做智慧小传人！

一 项目名称

水试法鉴别藏红花的真伪优劣。

二 项目设计

材料和仪器

1. 材料

藏红花（真品）、红花、染色伪劣品、掺重伪劣品各 2 克（均需密封包装，标注鉴定中药的植物学名与鉴定人）。蒸馏水（每组 500 毫升）。注意本项目中，藏红花、红花为必选项，染色伪劣品、掺重伪劣品为选做项。若染色伪劣品、掺重伪劣品无法提供，也可仅用藏红花、红花。

2. 仪器

500 毫升透明玻璃烧杯 4 个（每组），药匙 4 支（分装不同药材，避免交叉污染），量筒（500 毫升），计时器，放大镜，记录本。

实施场所

实验室操作台（配备锥形接口水龙头，光线充足）。

操作人员

2 人一组，分工协作。

1. 操作员

操作员负责取药、加水、观察现象。

2. 记录员

记录员实时记录实验现象，拍摄关键步骤视频。

实验内容

通过水试法观察真伪藏红花在水中的颜色扩散现象及颜色变化，总结规律性特征，建立科学鉴别标准。

三 项目实施

1. 实验准备

（1）材料分装：将藏红花、红花、染色伪劣品、掺重伪劣品分别装入贴有标签的密封袋，确保无混杂。

（2）洁净工具：烧杯、药匙、量筒等工具，蒸馏水洗净，晾干备用。

2. 水试法操作步骤

（1）加水静置：用量筒分别量取 300 毫升蒸馏水，倒入 4 个透明玻璃烧杯，静置 1 分钟使水面平静。

（2）投粉水试：用 4 支药匙分别对应 4 种不同药材，各轻取少许药材，各自轻轻撒入对应的烧杯水面中心。开始计时，用放大镜观察烧杯中的水是否出现以下现象，并及时记录。

①下沉轨迹：药材色素轨迹——有无橙黄色直线下沉至杯底？

② 水质变化：水色是否清澈？是否有沉淀？

③ 颜色特征：药材是否向水中释放色素？色素扩散速度如何？杯中水最后呈现什么颜色？

（3）记录与对比

①记录员填写“水试法现象记录表”，拍摄水面和水中现象特写。

水试法现象记录表

样品名称	橙黄色直线下降现象	水透明度及颜色	沉淀
藏红花	有	清澈、金黄色	无
红花	无	清澈、黄色	无
染色伪劣品	无	清澈或浑浊、红色	无
掺重伪劣品	有或无	浑浊、橙黄色或红色	有

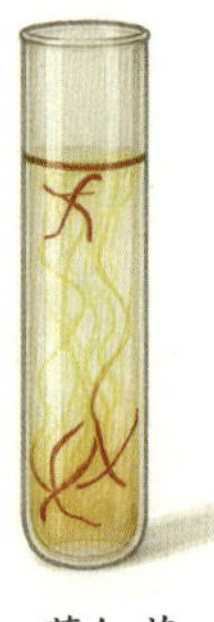
藏红花

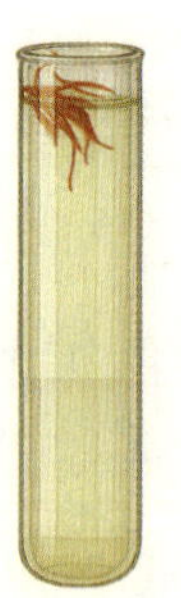
红花

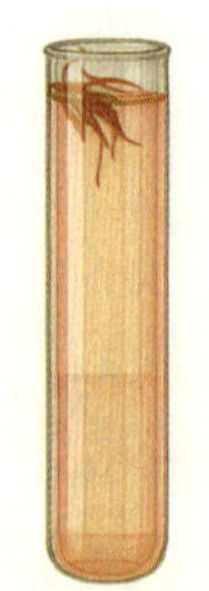
染色伪劣品

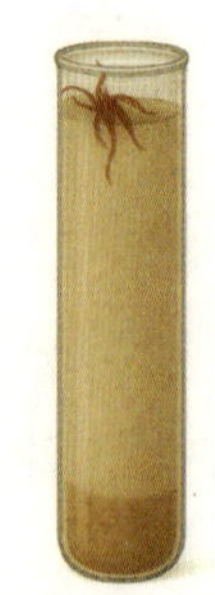
掺重伪劣品

②每组依次完成4种药材的水试，记录各自相应的水试现象，并进行对比分析。

（4）总结规律：对比真品与伪劣品的水试现象，归纳鉴别口诀。

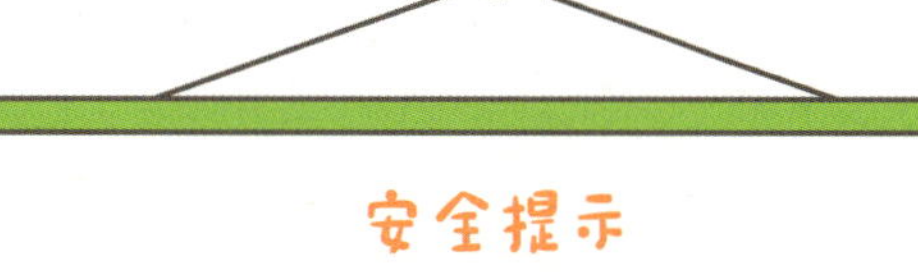

安全提示

严禁用手直接接触药材，需佩戴一次性手套。实验结束后清洗玻璃仪器，废弃药材按生物垃圾处理。

交流评价

一 评价维度与细则

1. 操作规范性（40分）

（1）材料准备（15分）：材料、用具准备充分，摆放合理，标签标注清楚、不混乱；药匙等用具洁净。

（2）取样用量（15分）：正确使用量筒量取同样体积的水，倒入烧杯，避免溅出；药材取用量适当，用量一致，不可太多。

（3）观察现象（10分）：观察时视线与液面持平，注意颜色释放的速度，可参考计时器数据。观察仔细，不错过细节。

2. 结果准确（50分）

（1）结果记录（30分）：正品藏红花及伪劣品的各项典型特征皆有观察到，并能准确记录，包括文字描述和影像记录。

（2）鉴定结论（20分）：从观察的结果，推断各样品真伪优劣的结论应准确无误。

3. 创新与协作（10分）

（1）工艺改良（5分）：提出优化鉴别方案（如用热水泡药材或用比色卡比对颜色等），并提供文献资料佐证。

（2）团队配合（5分）：组员分工明确，操作衔接流畅，无安全疏漏。

二 评价方法

1. 双盲测试

对于无标签、不知真伪的藏红花样品，通过水试法验证真伪。

2. 实验结果可视化

用影像拍摄记录水试法中出现的各种实验现象，制作视频，并加上字幕解说。

三 常见问题与解决方案

1. 忽略观察橙黄色直线下降现象

（1）问题表现：受背景、光线等影响，可能忽略橙黄色直线下降现象观察。

（2）解决方案：调整实验室光线，还可在烧杯后方衬一张白纸做背景，以便观察。

2. 颜色差异

（1）问题表现：黄色、橙色、橙黄色、橙红色、红色等是比较近似的颜色，有时不好辨别区分。

（2）解决方案：实验同时进行操作，几个烧杯摆在一起，就容易通过比较区分出哪个颜色是偏黄一些还是偏红一些。

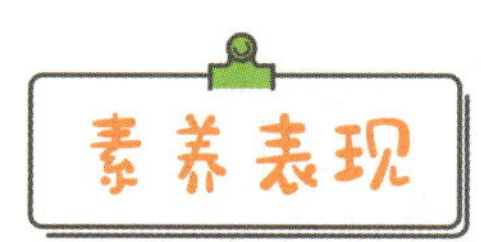

从藏红花的奥秘到指尖的科学探索，水试法鉴别藏红花的实践，不仅是中药智慧的现代解码，更是同学们触摸传统文化根脉的桥梁。当观察到藏红花在水面呈现橙黄色直线下降现象时，我们守护的不仅是药材的真伪，更是中国传统文化中“格物致知”的思想，以及探索求真的科学精神。

一 传统文化传承

1. 古今对话

对比《本草纲目》中记载的外来药物藏红花，发展到现在家庭药食两用的藏红花，参考藏红花由外来稀奇药品变为国产中药材的创新技术案例，展望未来藏红花生产的创新性技术及药食两用的开发前景，绘制“藏红花药材应用及产地演变路线图”。

2. 文化实践

采访老药工，录制“水试法鉴别口诀”短视频，用方言配音增强趣味性。

二 劳动技能提升

1. 水试法操作训练

将家中常见药材（如胖大海、菟丝子、枸杞子、菊花），用水试法初步筛查品质，提交“家庭药材水试现象报告”。

2. 藏红花的药膳、药茶制作

查阅资料，并在专业老师的指导下，用藏红花合理搭配一些食材，制作药膳或药茶等美食。

三 科学探究创新

跨学科融合：融合物理和化学知识，结合水的表面张力原理，解释“橙黄色直线下降”现象，设计科普展板“水的魔法与中药科学”；融合美术和技术课程，用藏红花水试实验的慢动作视频素材，制作“动态中药鉴别海报”，添加扫码功能展示实验原理。

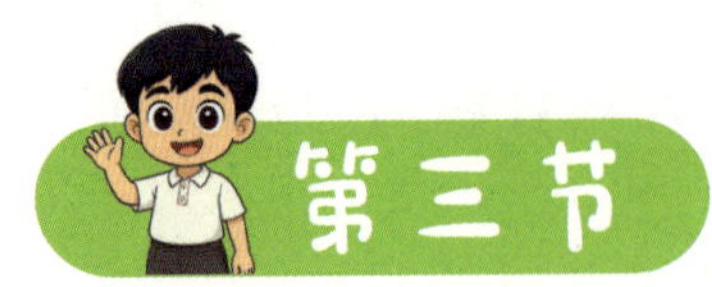

第三节

痘痘困扰何须恼，薏米赤豆解烦扰

情境故事

清晨的阳光透过窗帘洒进房间，小闽揉着惺忪的睡眼走进浴室。突然，镜子里的一张脸让她瞬间清醒——额头上冒出了几颗红点，鼻翼旁还缀着一颗“小火山”！她颤抖着用手摸了摸脸颊，又扒开衣领看向后背：“天啊！怎么到处都是痘痘？”

“妈妈！我是不是毁容了！”小闽冲进厨房，声音里带着哭腔。妈妈放下锅铲，仔细看了看她的脸说：“这是青春痘，青春期很常见的。不过……”她指了指餐桌上的炸鸡盒：“你最近是不是又偷偷吃炸鸡了？”小闽心虚地低下头：“就……就吃了两三次嘛！”

“走，去找医生看看！”妈妈拉着她来到了楼下的中医馆，医生正忙着给患者问诊。排到号后，医生认真端详小闽的脸，笑道：“这是湿热内蕴的典型表现。你最近是不是熬夜写作业，还爱吃辣？”小闽连连点头：“作业写到半夜，饿了就点外卖……”

医生告诉小闽：“试试薏苡仁赤小豆粥吧！既能祛湿清热，又能当早餐。”小闽皱起鼻子：“药粥？肯定苦得要命！”

“错！”医生神秘一笑：“加点冰糖，比奶茶还香！”

第二天，厨房里飘出阵阵清香。小闽按医生开的方子，将浸泡过的薏苡仁、赤小豆和莲子倒入炖锅。妈妈在一旁提醒：“大火煮沸后转小火慢炖，需保持耐心。”小闽盯着咕嘟冒泡的粥，忍不住吐槽：“煮粥比解数学题还难！”

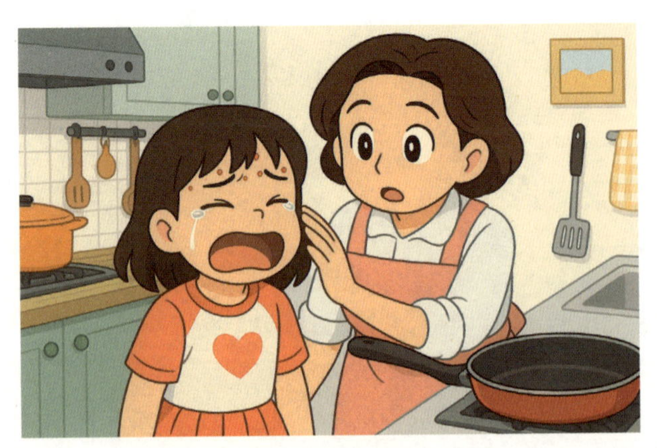

1 个小时后，粥汤逐渐变得浓

稠。小闽舀起一勺粥吃了一口，赤小豆绵软，莲子清甜，薏苡仁像一颗颗晶莹的珍珠。“居然真的不苦！”她惊喜地喊道。

一周后，小闽对着镜子左照右照，惊喜地发现额头上的红点确实淡了不少，她抑制不住分享的喜悦，在班级群里晒出了食谱：“这是我尝试的薏苡仁赤小豆粥，感觉对我很有帮助哦！不过每个人的情况不同，在做药粥之前咱们还得先去找医生辨证问诊哦。”

一 青春痘：不只是皮肤问题

青春痘（痤疮）是毛囊皮脂腺的慢性炎症，中医学称为“肺风粉刺”。其成因包括内因和外因，内因是青春期激素波动导致皮脂腺分泌旺盛，毛孔堵塞。外因是食用辛辣油腻之品（如烧烤、奶茶）、熬夜压力大等，引发“湿热内蕴”。

二 一碗粥里的中医智慧

（1）薏苡仁：性微寒，能利水渗湿，犹如“体内除湿机”，清除湿热毒素。

（2）赤小豆：形似肾脏，中医学讲究“以形补形”，能健脾利尿，化解瘀积。

（3）莲子：健脾益肾，养心安神。

三 科学解码药膳原理

1. 物理作用

长时间炖煮破坏植物细胞壁，释放多糖、黄酮等活性成分。

2. 化学变化

薏苡仁中的薏苡仁酯抑制皮脂腺过度分泌；赤小豆中的赤豆皂苷调节肠道菌群，减少毒素吸收。

3. 协同效应

冰糖中的葡萄糖促进有效成分吸收，同时中和部分寒性药物。

四 制作要点解析

1. 食材选择

（1）薏苡仁：选颗粒饱满、淡黄色者为佳（禁用霉变发黑的薏苡仁）。

（2）赤小豆：真伪鉴别！真品呈紫红色，一侧有线形突起的白色种脐，偏向一端，约为全长的 2/3；另一侧有一条不明显的棱脊；煮后不易破皮。

（3）莲子：以个大、饱满、无褶皱、无破皮、色棕黄、质坚实者为佳。

2. 火候控制

（1）大火煮沸：食材受热面积大，可快速杀灭氧化酶，确保营养成分不易被酶分解。

（2）小火慢炖：食材受热面积小，容易炖出食材中的营养成分，还能促使淀粉糊化，形成胶质口感。

五 常见误区

1. 猛喝凉茶

过度寒凉反而损伤脾胃，加重湿热。

2. 挤痘消毒

易引发感染，留下痘印。

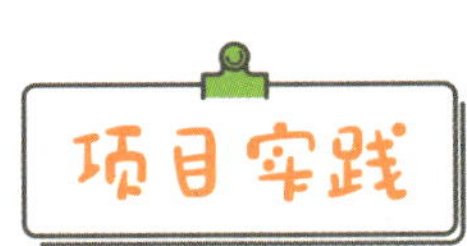

一 项目名称

战“痘”中药药膳制作及感官品质评价。

二 项目设计

材料和器具

1. 材料

薏苡仁 30 克，赤小豆 100 克，莲子 30 克，冰糖 50 克（需标识鉴定中药的植物学名和鉴定人）。

2. 器具

不锈钢炖锅（直径 20~25 厘米）1 个，电磁炉（2000 瓦）1 个，不锈钢沥水篮（直径 20 厘米）1 个，塑料量杯（500 毫升）1 个，量勺（10 克）1 支，金属筛网（孔径为 5~10 毫米）1 个，不锈钢搅拌勺（长 24 厘米）1 支，计时器 1 个，长柄不锈钢粥勺 1 支，双层不锈钢隔热碗（直径 15 厘米）3 个。

实施场所

带有电源和水源的实验台。

操作人员

2~3 人一小组。

项目内容

1. 制作药膳薏苡仁赤小豆粥

以薏苡仁、赤小豆、莲子为原材料，水、冰糖为辅料，使用电磁炉与炖锅制作薏苡仁赤小豆粥。

2. 薏苡仁赤小豆粥品质感官评价

粥品外观应呈现淡黄色或浅棕色，清澈透明，无明显杂质。具有赤小豆、薏苡仁、莲子自然特有的香气，无异味。粥品应口感醇厚滑润，赤小豆和薏苡仁煮至软烂但不过分糊化，莲子细腻软糯，甜味适中，无涩味及其他不良口感。

三 项目实施

1. 制作药膳薏苡仁赤小豆粥

（1）清洗：分别称取薏苡仁 30 克、赤小豆 100 克、莲子 30 克置于不锈钢碗中洗干净。

（2）浸泡：加饮用水 200 毫升，浸泡 2~3 小时，食材变软即可。

（3）大火煮：向不锈钢炖锅中加 500 毫升水，将变软的食材连同浸泡的水一起倒入锅中，然后，将电磁炉调至最高档位（大火 2000 瓦）煮沸 5 分钟。

（4）小火炖：调低电磁炉档位至最低档（400 瓦）炖至赤小豆和薏苡仁、莲子熟烂为止（约 50 分钟），期间要不断观察火候与搅拌，避免水干或糊底。

（5）加糖：用量勺取冰糖 50 克，用少许饮用水溶解后加入锅内，继续炖煮 10 分钟，搅拌均匀。

（6）出锅：装入双层不锈钢隔热碗即可。

2. 薏苡仁赤小豆粥品质感官评价

（1）外观评价：观察粥的颜色、光泽以及食材的完整性。优质的粥品应该呈现出自然的淡黄色、半透明的胶质状，有明亮的光泽，食材外观较为完整饱满。

（2）气味评价：闻粥的气味，判断是否有异味或异香。优质的粥品应该具有清香的自然味道，无异味和异香。

（3）口感评价：品尝粥的味道和口感，包括甜度、黏稠度、细腻度等方面。优质的粥品应该口感细腻，甜而不腻，黏稠度适中，入口即化。

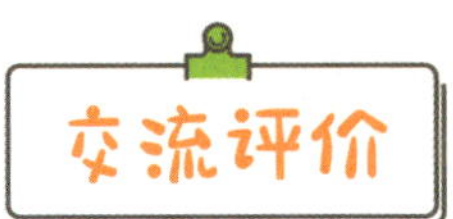

一 评价维度与细则

1. 操作规范性（40分）

（1）食材筛选（10分）：薏苡仁、赤小豆杂质率均≤5%，莲子去心率≥97%。

（2）温控时间（15分）：大火阶段约5分钟，小火阶段约50分钟。

（3）搅拌频率（15分）：每小时搅拌≥12次，无糊底、溢锅现象。

2. 成品品质（50分）

（1）食材完整性（20分）：目测粥品食材完整性在80%±5%得分，超过或低于80%±5%扣分。

（2）感官评分（30分）：由10人盲测团按“色、香、味”打分（满分10分/项），要求粥品色泽淡黄透明、香气清新、口感绵滑。

（3）创新与协作（10分）：提出改良建议（如添加枸杞子增色或调整冰糖比例等），并提供文献资料佐证。

二 评价方法

1. 双盲测试

（1）将学生制作的粥品匿名编号，由教师、家长代表、学生评委独立评分。

（2）设置“问题样本”（如未浸泡食材的粥品、浸泡时间过长出现异味、火候失控破坏粥品等），考验评委鉴别能力。

2. 数据可视化

（1）用雷达图展示各组“操作规范、粥品食材完整性、粥品色泽、粥品气味、创新”得分对比。

（2）制作“常见失误排行榜”，如粥品糊底、糖度不均、食材破碎等。

三 常见问题与解决方案

1. 食材未充分浸泡

（1）问题表现：食材煮后干硬，口感粗糙。

（2）解决方案：食材提前浸泡 2~3 小时，食材变软即可，夏季可冷藏浸泡防止变质。

2. 火候控制不当

（1）问题表现：粥汤溢出或糊底，营养成分流失。

（2）解决方案：大火煮沸后立即转小火炖（电磁炉调至 400 瓦）；锅盖留缝隙释放水蒸气，适时搅拌，避免糊底。

3. 莲子心未去

（1）问题表现：莲子心残留过多导致粥品发苦。

（2）解决方案：浸泡前用牙签剔除莲子心；购买去心莲子，使用前需完全去除莲子心。

中药药膳是中华民族历经数千年不断探索、积累而逐渐形成的独具特色的宝贵文化遗产，既体现了传统医学的整体观念、辨证施治原则、治未病理念，又融合了传统饮食文化和餐饮制作技术的精髓，形成了系统的中医药膳理论和实践操作体系。通过细化操作流程、量化评价标准、融入文化实践与安全责任教育，学生不仅能掌握传统药膳技艺，更能全面提升科学素养与劳动价值观，在粥香氤氲中感悟中医药文化的生命力。

一 传统文化传承

1. 古今对话

查阅薏苡仁、赤小豆、莲子的相关文献资料，制作“药材功效档案卡”；复原宋代《山家清供》中的“薏苡饭”，分析古今药膳差异。

2. 文化输出活动

设计中药药膳成品形式多样的包装图案；发起“青少年健康饮食倡议”，呼吁减少外卖，普及药食同源理念。

二 劳动技能提升

1. 精细操作训练

学习文火慢炖技巧，确保粥品稠度均匀、食材软滑不糊底。

2. 质量意识培养

用折线图展示大火煮和小火炖的不同时间组合对粥品感官品质的影响，建议最佳烹饪时长。

三 科学探究与创新

1. 实验设计

固定食材配方，探究大火煮和小火炖的不同时间组合对粥品感官品质的影响，撰写“实验设计方案”。

2. 跨学科拓展

结合物理课“热传导”知识，比较分析大火煮与小火炖分别对食材在受热时间、受热面积、汤色、蒸发量、食物口感和营养物质等方面可能出现的理化现象差异；结合科学课“膳食纤维”知识，查阅文献资料，撰写《膳食纤维对肠道健康影响》研究报告。

肠道畅通一身轻，药膳面包香又灵

小闽蜷缩在沙发上，额头上冒出一层冷汗。这几天学校组织社会实践，她跟着同学们东奔西跑，饮食不规律，加上总憋着不去厕所，回来后便秘的老毛病又犯了，甚至引发了痔疮。她疼得坐立不安，只能侧躺在沙发上小声呻吟。

“爷爷，我不舒服！”听到小闽的哭腔，爷爷赶紧从书房走出来。他戴上老花镜，仔细观察后叹了口气：“你这是典型的肠道积热，加上久坐不动、喝水少，肠道都‘罢工’了。”说着，他取出一支开塞露和一包中药粉：“先用这个应急，但治标不治本。”

半个小时后，小闽终于松了口气，但依然愁眉苦脸：“为什么我总是便秘啊？尤其是出门在外，简直要命！”爷爷扶了扶眼镜：“肠道就像河道，水流不足或垃圾堆积都会堵塞。你总吃外卖，蔬菜吃得少，还总忍着不上厕所，肠道能通畅吗？”小闽心虚地看了眼茶几上的薯片袋：“那……有没有什么好吃的调理办法？我可不想天天喝苦药！”

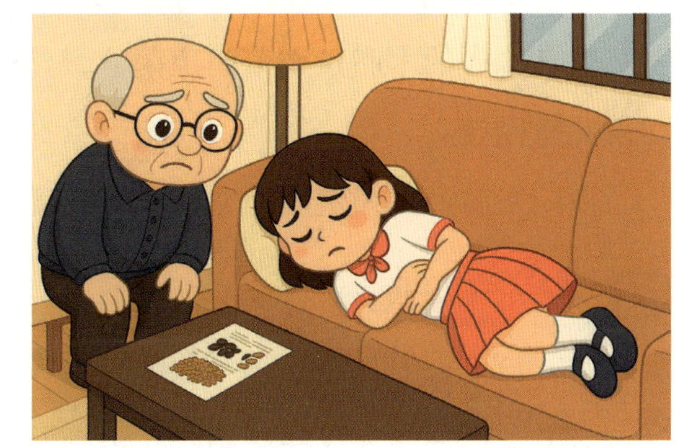

爷爷眼睛一亮：“你不是最爱吃面包吗？咱们做个‘润肠面包’！加点火麻仁、黑芝麻，既香又能通便。”小闽半信半疑：“面包还能治病？”爷爷神秘一笑：“这叫药食同源！明天叫上你的小伙伴，咱们开个‘面包工坊’！”

一 便秘：不只是肠道问题

便秘是指排便困难或排便次数减少（每周少于3次），中医学多认为是“肠燥津亏”或“气滞郁结”。其成因包括内因和外因，内因是肠道蠕动乏力（如久坐、缺乏运动）、津液不足（饮水少、阴虚体质）；外因是饮食精细少纤维（如外卖、油炸食品）、精神压力大（抑制排便反射）。

二 一块面包里的中医智慧

（1）火麻仁：性平味甘，归脾、胃、大肠经，富含油脂，能润肠通便，被誉为“肠道润滑剂”。

（2）黑芝麻：含有较多的油脂和膳食纤维，能够润滑肠道，刺激胃肠道蠕动，从而促进排便。

（3）核桃仁：温补肺肾，其油脂可软化大便，纤维可促进肠道蠕动。

三 科学解码药膳原理

1. 物理作用

火麻仁破壁处理释放油脂，与面团中的水分形成乳化液，增强润肠效果。

2. 化学变化

黑芝麻中的木脂素调节肠道菌群；核桃仁中的核桃多酚抑制炎症反应。

3. 协同效应

面团发酵产生短链脂肪酸，刺激肠道神经，促进肠道规律蠕动。

四 制作要点解析

1. 食材选择

（1）火麻仁：选择颗粒饱满、淡褐色者（霉变、发苦者禁用）。

（2）黑芝麻：真伪鉴别！染色芝麻搓揉后褪色，正品芝麻沉水慢且无油腥味。

2. 工艺关键

（1）破壁处理：火麻仁需用水浸泡 12 小时后破壁处理，释放润肠油脂。

（2）两次发酵：首次醒发 20 分钟松弛面筋，二次醒发 60 分钟形成蜂窝结构。

（3）精准控温：烤箱温度设定为上火 200℃、下火 210℃，下火高于上火，避免底部焦糊而内部夹生。

五 常见误区

（1）依赖泻药：长期使用泻药可能损伤肠道神经，加重便秘。

（2）只补纤维：过量摄入纤维而不喝水，反而导致粪便干结。

一 项目名称

润肠通便中药药膳面包制作及感官品质评价。

二 项目设计

材料和仪器

1. 材料

高筋面粉 100 克，火麻仁 15 克，核桃仁 6 克，黑芝麻 2 克，酵母 2 克，细砂糖 20 克，黄油 12 克，全鸡蛋液 12 克，饮用水 55 克，食用盐 0.6 克。

2. 仪器与设备

高效食品搅拌机（YQ–20A）1 台，烤箱（ACL–1D）1 台，破壁机（1.2 升）1 台，厨房秤 1 台，吐司模具（带盖，450 克，196 毫米 ×106 毫米 ×110 毫米）1 个，擀面杖 1 根，洁净容器数个，保鲜膜，密封包装袋若干。

实施场所

配备电源、水源及通风设备的实验厨房。

操作人员

5~6 人一小组。

实验内容

1. 药膳面包制作

以火麻仁、黑芝麻、核桃仁为核心材料，结合烘焙工艺，制作功能性面包。

2. 感官品质评价

成品药膳面包需表皮金黄酥脆、内部气孔均匀，兼具麦香与坚果香，无苦涩、酸败味。

三 项目实施

制作药膳面包

1. 制作前处理

（1）火麻仁：取火麻仁 15 克置干净容器内，加饮用水 40 克左右浸泡 12 小时，置破壁机内搅碎成糊状，备用。

（2）核桃仁和黑芝麻：分别取核桃仁 6 克和黑芝麻 2 克，混匀后置干净容器内，经烤箱焙烤 15~20 分钟，取出，将核桃切成约黄豆大小的粗颗粒，备用。

2. 操作步骤

（1）将高筋面粉、糖、酵母、火麻仁糊、全鸡蛋液、黄油、盐倒入高效食品搅拌机中进行揉制，用肉眼观察搅拌机中面团的软硬程度，如果面团比较硬，可加入余下 15 克饮用水，但要缓慢添加，并搅拌均匀（具体加水量应根据面团软硬度适当增减），再加入核桃碎和黑芝麻，并继续搅拌均匀即可。

（2）取出面团，用手揉匀，置洁净容器内，盖好保鲜膜进行第一次醒发，醒发 20 分钟。

（3）取出面团，分割成 2~3 个小团（坨）子，用擀面杖分别擀成牛舌状，再各自卷成圆柱形，一同并排放入干净的吐司模具中加盖醒发 60~90 分钟。

（4）放入烤箱中，设置烤箱温度，上火 200℃，下火 210℃（因有托盘，所以下火温度较高），烤 30 分钟。

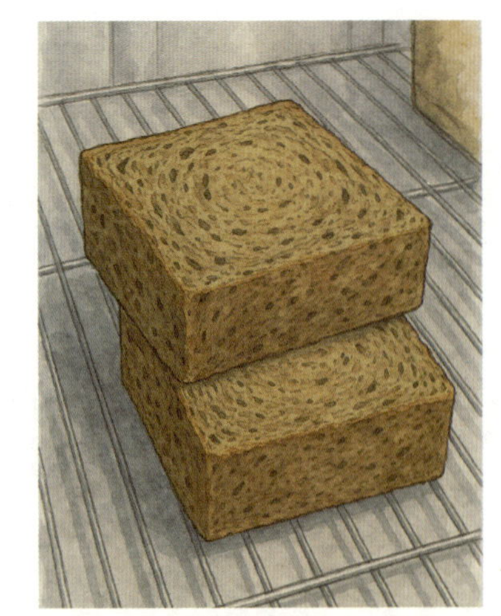
药膳面包

（5）吐司面包烤好后，取出放凉，切成均匀的薄片，放入密封包装袋中。

感官品质评价标准

1. 形态

药膳面包是否丰满，多层，光洁，无黑泡或明显焦斑。

2. 色泽

药膳面包是否表皮呈金黄色，色泽均匀、正常。

3. 组织

药膳面包是否细腻，有弹性，纹理清晰，气孔均匀，呈海绵状，切片后不断裂。

4. 滋味与口感

药膳面包是否具有发酵和烘烤后的面包香味，有核桃、黑芝麻、火麻仁特有的香醇味，松软适口，无异味，不干不黏。

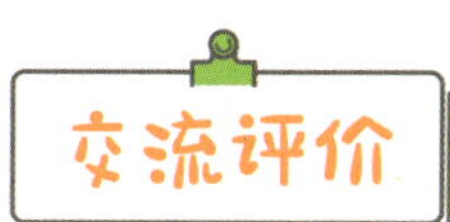

一 评价维度与细则

1. 操作规范性（30 分）

（1）药材处理（10 分）：火麻仁破壁完全率 ≥ 90%，核桃碎粒径 ≤ 3 毫米，黑芝麻无染色。

（2）发酵控制（10 分）：二次醒发体积达 2.5 倍左右，湿度 70% ± 5%（不粘手且富有弹性），面团无塌陷。

（3）烘烤精准（10 分）：无焦糊或夹生。

2. 成品品质（50 分）

（1）组织结构（20 分）：组织细腻，有弹性；纹理清晰；气孔均匀，呈海绵状；切片后不断裂（满分 5 分 / 项）。

（2）形色味评分（30 分）：由 10 人盲测团按“形 – 色 – 味”打分（满分 10 分 / 项），要求表皮金黄酥脆、内部气孔均匀、香气醇厚。

（3）口感评分（10 分）：由 10 人盲测团按“松软度 – 嚼劲和韧度 – 化口性 – 黏牙感 – 湿润度”打分（满分 2 分 / 项），要求柔软适口，有适当的嚼劲和韧度，咀嚼吞咽后，在口腔各部位的残留程度要低，即黏牙感要弱，在口中融化速度越快且湿润度适中的面包口感更佳。

3. 创新与协作（10 分）

提出改良方案（如添加奇亚子增稠或调整发酵时间等），并提供文献资料佐证。

二 评价方法

1. 双盲测试

（1）混入市售普通面包，测试评委对药膳面包的识别率。

（2）设置“问题样本”（如加水过多、搅拌不均匀、醒发过度等）考验评委鉴别能力。

2. 数据可视化

（1）制作“高频失误榜单”，统计面团结皮、醒发过度、切片碎裂等问题。

（2）用柱状图对比各组“操作规范－组织结构－形色味－口感－创新”得分对比。

三 常见问题与解决方案

1. 面团发酵失败

（1）问题表现：面团体积无变化或塌陷，内部缺乏蜂窝结构。

（2）解决方案：检查酵母活性（酵母保质期）；控制发酵环境温度（28~30℃）；避免盐与酵母直接接触。

2. 烘烤后外焦内生

（1）问题表现：表皮焦黑，内部湿黏未熟。

（2）解决方案：校准烤箱温度；降低上火至 190℃，延长烘烤时间；烤盘下层垫锡纸反射热量。

3. 苦涩味突出

（1）问题表现：面包回苦，掩盖麦香与坚果香。

（2）解决方案：控制核桃仁、黑芝麻烘烤温度和时间，避免焦化；避免使用炒火麻仁。

通过本项目，学生不仅能掌握传统食疗技艺，还能理解“寓医于食”的中医哲学，在揉面与烘烤中感悟人与自然和谐共生的智慧。

一 传统文化传承

1. 古今对话

通过查阅文献资料，对比《食疗本草》品种、《本草纲目》上品品种与国家卫生健康委员会公布的“药食同源”品种，分析已批准的“药食同源”品种与古籍记载的可供食用的品种差异。

2. 文化实践

弘扬节气养生理念；用面包边角料制作“芝麻核桃酥”，践行“零废弃厨房”理念。

二 劳动技能提升

1. 精准操作训练

掌握面团揉制“三光标准”（手光、盆光、面光），确保面筋充分形成；学习破壁机使用技巧，控制火麻仁破壁时间（≤ 3 分钟 / 次），避免油脂氧化产生泛油味。

2. 质量意识培养

建立“批次追溯制度”，要求每炉面包记录发酵时间、温湿度及操作员编号，结合感官品质评价数据，进一步优化工艺流程，形成 PDCA（计划 – 执行 – 检查 – 处理）闭环管理。

三 科学探究与创新

1. 实验设计

实施“双盲味觉测试”，将药膳面包与普通全麦面包随机编号，邀请肠道亚健康人群试吃一周，并记录排便频率与舒适度，统计分析功效显著性（$P < 0.05$）。

2. 跨学科拓展

结合科学课“肠道菌群”知识，检测药膳面包对益生菌（如双歧杆菌）的增殖效果，绘制菌群丰度变化曲线。

第四单元

古今智慧小探索

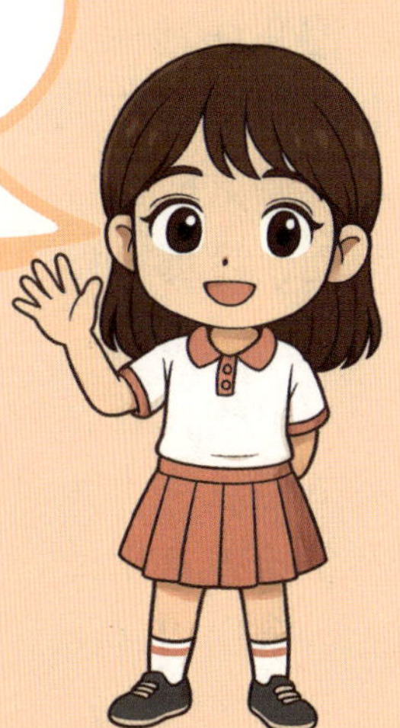

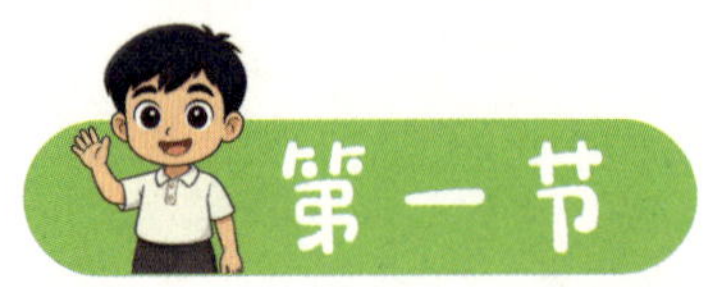

第一节

化瘀止痛见真章，一贴传承显妙方

情境故事

寒假的一个清晨，小福和小闽在院子里追逐打闹。小福一不留神，脚下一滑，重重地摔在了地上。他捂着肿起来的脚踝，疼得直吸气：“哎哟，我的脚动不了！”小闽赶紧扶他坐到椅子上，慌张地喊道：“爷爷！爸爸！小福扭伤了！”

爷爷闻声从书房里走了出来，蹲下检查小福的脚踝，轻轻按了按肿胀处：“没伤到骨头，只是气血瘀滞，贴上活血止痛的膏药，休息两天就好了。”小福眼泪汪汪地问：“膏药？是医院里那种黑乎乎的膏药吗？”爷爷笑着摇头：“咱们家传的膏药可比市售的灵验多了，用的是古方，药材温和见效快。”说着，从抽屉里取出自制膏药贴在小福的脚踝上，小福咂咂嘴：“好像有股热流在脚上流动，没那么疼了！”爷爷捋着胡子笑道：“这就是气血畅通的感觉。以后贪玩受伤了，可别只会哭鼻子咯！”

中午，爸爸拎着一篮草药走进院子，说道：“您要教孩子们做膏药了吧？”爷爷点点头，转身对小闽说：“去把药柜里的羊踯躅、大黄和醋乳香拿出来，再准备一些食用植物油和红丹。”

厨房里，爷爷一边整理药材一边解释：“活血止痛膏是老祖宗的智慧，对跌打损伤很有效。从前行军打仗，士兵们全靠它缓解伤痛。”小福好奇地凑近闻了闻醋乳香，皱起鼻子：“这味道好特别！”爷爷轻拍他的头：“这醋乳香能活血消肿，大黄逐瘀通经，羊踯躅祛风散寒，三味药相辅相成，可比你们爱吃的糖丸厉害多了。”

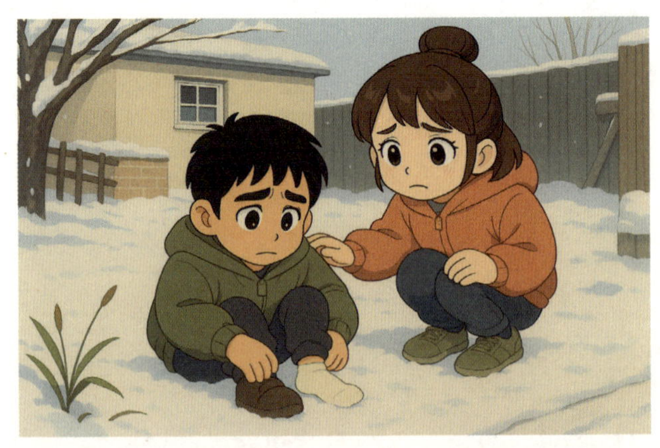

爸爸将药材倒入粉碎机，在

轰隆声中，草药渐渐变成细腻的粉末。爷爷舀起一勺金黄色的植物油，缓缓倒入锅中：“药材要先用油浸透，就像泡茶一样，让药性慢慢释放。”

熬好的药油泛着琥珀色的光泽，爷爷滴了一滴到凉水里，油珠圆润不散，说：“这就是‘滴水成珠’，说明油炼好了。”他加入红丹，药油逐渐变得黏稠，空气中弥漫着淡淡的药香。小福学着爷爷的样子，把膏药均匀地摊在棉布上，兴奋地举起来：“看！我做的膏药和爷爷做的一样！”

一 跌打损伤——气血瘀滞的警报

中医学认为气为血之帅，血为气之母，跌仆碰撞会阻碍气血运行，形成“瘀血”。瘀血堆积在局部，就会引发肿胀、疼痛，甚至影响关节活动。就像河道被淤泥堵塞，水流不畅便会泛滥成灾。活血止痛膏的作用，正是“疏通河道”，通过祛风散寒、活血化瘀，让气血重新畅通无阻。

二 活血止痛膏——三味药材的黄金组合

1. 羊踯躅

羊踯躅药材名为“闹羊花”，性温，像一位驱寒勇士，能祛风除湿，治疗关节冷痛。古人发现，羊吃了这种植物会踯躅（徘徊不前，以足击地）而死，因而得名。

2. 大黄

大黄性寒，如同清道夫，可逐瘀通经、清热泻火。《神农本草经》记载大黄能“推陈致新”，能快速清除瘀滞。

3. 醋乳香

醋乳香性平，宛如修复师，能活血定痛、生肌敛疮。醋制后，其药性更温和，适合外用。

三味药一温一寒一平，暗合中医“阴阳平衡”之道，既能散瘀又不伤正气。

三 四步解锁古法膏药

1. 粉碎浸渍——释放药性的前奏

药材粉碎后过 24 目筛，增大与食用植物油的接触面积。在食用植物油中浸渍 12 小时以上，让油脂渗透药材细胞壁，就像用温水唤醒沉睡的茶叶。

2. 炸枯去渣——火候定成败

文火慢炸至药材焦黄（即炸枯），使有效成分充分溶入油中。

3. 炼油收膏——科学与经验的交融

炼油至“滴水成珠”，说明水分蒸发完全，油质稳定。加入红丹是关键，红丹用量需精确，多用则膏药硬如铁板，少用则黏性不足。

4. 摊涂成型——匠心凝于方寸

待膏药冷却至 60℃时摊涂，最高不超过 70℃。温度过高易烫坏棉布，过低则难以附着在棉布上。成品应厚薄均匀，透光检查无杂质，宛如一块琥珀薄片。

四 常见误区与安全提示

1. 盲目加热

膏药需隔水预热，直接火烤会破坏药性，甚至引起烫伤。

2. 忽视过敏测试

首次使用前，剪小块贴于手腕内侧，观察 24 个小时后无红肿再使用。

3. 久贴不换

每贴膏药使用不超过 12 个小时，避免毛孔堵塞或皮肤敏感。由于红丹有毒性，需特别小心使用，防止误服。若外敷过久、使用过量或长期使用，可能引起中毒或其他不良反应。

4. 禁忌人群

孕妇及哺乳期妇女禁用红丹及其制剂。

五 药材里的科学密码

现代研究发现，活血止痛膏的三大“武器”藏在化学成分中。如羊踯躅根苷能抑制炎症因子，减轻红肿热痛。大黄素可促进局部血液循环，加速瘀血吸收。乳香酸具有刺激细胞再生，帮助损伤组织修复的功能。这些成分通过皮肤渗透到患处，比口服药更安全快捷，真正体现了中医“外治之理即内治之理”的智慧。

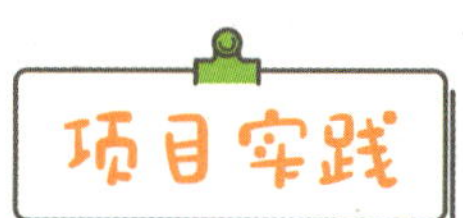

一 项目名称

活血止痛膏的制作与感官品质评价。

二 项目设计

材料与仪器

1. 材料

（1）主料：羊踯躅 1 克，大黄 5 克，醋乳香 5 克。

（2）辅料：食用植物油 150 毫升，红丹 100 克（需精确称量）。

以上材料均需中药专业人员鉴定为正品。

2. 仪器

电子秤 1 台（精度 0.1 克），粉碎机 1 台，24 目筛网 1 个（2 号筛），电磁炉 1 台（温控，2000 瓦），500 毫升烧杯 2 个，玻璃棒 2 支，温度计 1 支（量程 0~200℃），牛角勺 1 把，圆规 1 把，铝箔若干，膏药衬布（10 厘米 ×10 厘米）若干，蜡纸若干。

实施场所

通风良好、光线充足的实验室，配备防火设备和急救箱。

操作人员

4~5 人一组，分工协作（如药材处理、火候控制、成型包装等），佩戴护目镜和手套。

实验内容

1. 活血止痛膏制法

药材经粉碎后过 24 目筛，用食用植物油浸渍 12 小时释放药效；加热炸枯去渣阶段需掌握“大火转小火”口诀，确保药油澄澈；炼油至“滴水成珠”后精准加入红丹，形成黏稠膏体；最后摊涂于膏药衬布成型，密封保存。全流程注重火候控制与材料配比，体现“药性－工艺－品质”的关联。

2. 膏药感官品质评价

通过“看－闻－试－测”四步评估：膏体需均匀透亮、无杂质；散发清淡药香，无焦糊味；贴肤后黏性适中，撕拉无残留；每平方厘米重量差异限度为 ±6%，确保安全有效。

三 项目实施

活血止痛膏制法

1. 药材粉碎与浸渍

（1）科学原理：粉碎药材可增大表面积，促进有效成分释放；浸渍让油脂渗透进细胞壁，提取药效成分。

（2）操作步骤

①取羊踯躅、大黄、醋乳香，分别用粉碎机打成粗粉。

②过 24 目筛（2 号筛），弃去筛上粗渣，确保粉末细腻均匀。按处方分别称取单味药材粉末，混匀，备用。

③将混合药粉倒入烧杯，加入 150 毫升食用植物油浸没药材，铝箔封口，静置 12 个小时（夏季可缩短至 8 小时）。

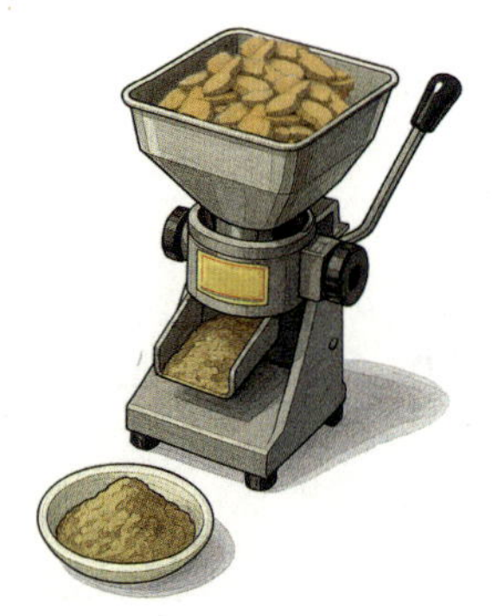

打粉

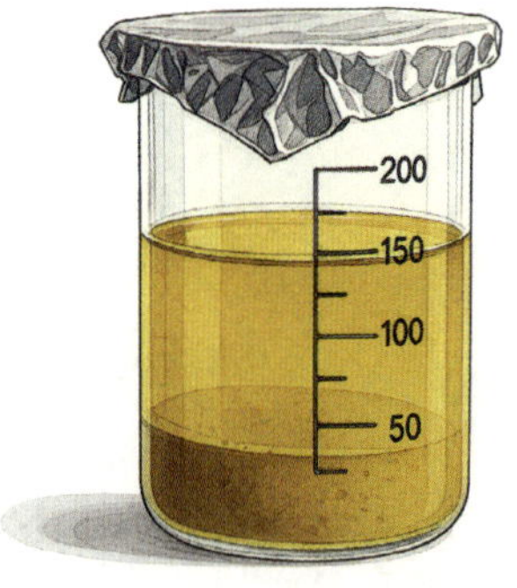

食用植物油浸泡药材

2. 炸枯去渣

（1）科学原理：加热促使药材有效成分溶入油中；过滤去除杂质，提高药膏纯度。

（2）操作步骤

①解开铝箔，烧杯置电磁炉上加热，大火煮沸后转小火慢炸。

②用玻璃棒不停搅拌，观察药材颜色变化（焦黄为佳，避免焦糊），室温冷却，备用。

③用双层纱布过滤药油至新烧杯中，弃去药渣，得到澄清明亮的药油。

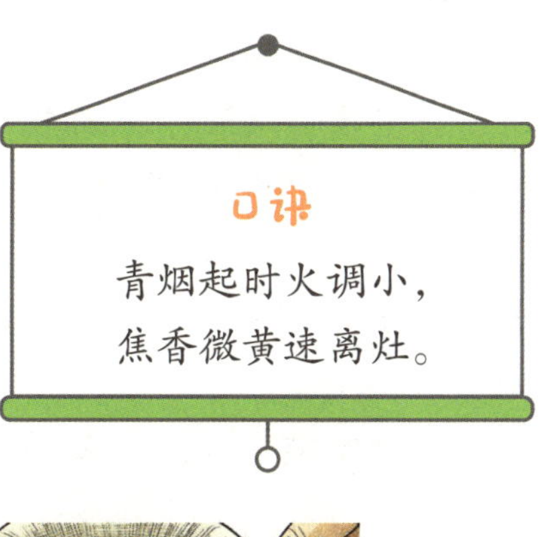

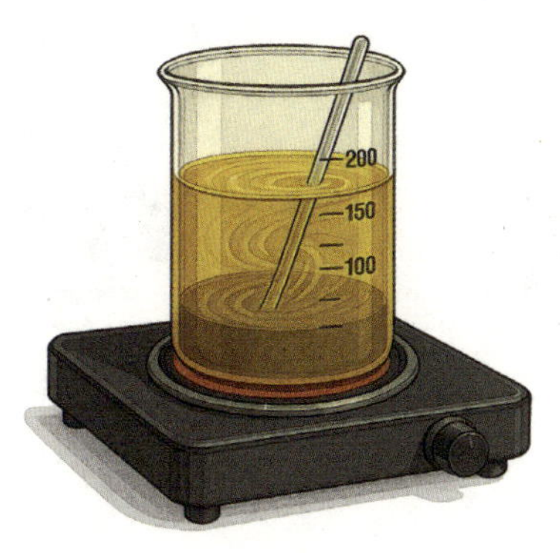

加热药油

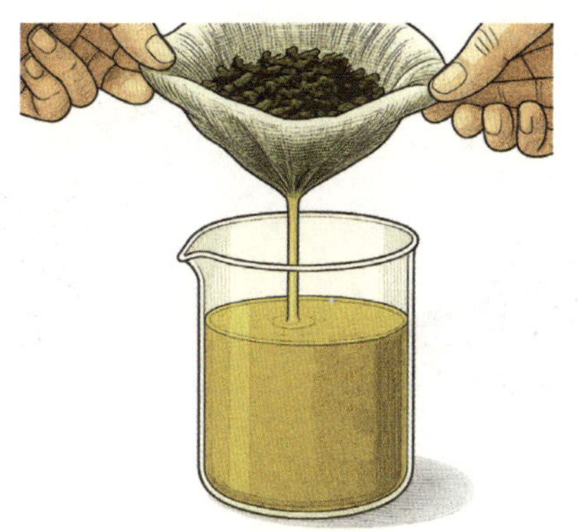
过滤药油

3. 炼油与收膏

（1）科学原理：炼油蒸发水分，增强稳定性；红丹（四氧化三铅）与油脂反应生成脂肪酸铅盐，同时脂肪酸铅盐又促进油脂氧化聚合、增稠，决定了膏药的硬度和黏性。

（2）操作步骤

①严控火候：将过滤的药油倒入烧杯中，小火继续熬炼至“滴水成珠”（玻璃棒蘸取一滴油滴入凉水中，凝珠不散）。

②精准控量：称取红丹 100 克，分 3 次缓慢加入药油烧杯中，边加入边顺时针搅拌至膏体呈棕褐色。

③测试膏体延展性：玻璃棒挑起膏药拉丝 1~2 厘米不断为合格。

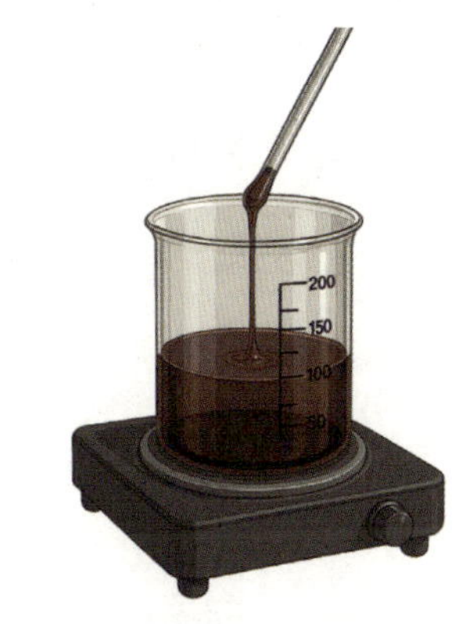

测试膏体延展性

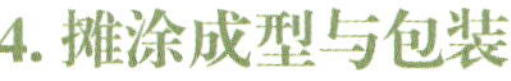

4. 摊涂成型与包装

（1）科学原理：60℃为最佳摊涂温度，既能均匀附着于衬布，又避免高温破坏药性。

（2）操作步骤

①静置膏药液，冷却至 60℃（用温度计监测）。

②用牛角勺取适量膏药，在棉布衬垫上均匀摊涂为圆形，直径 6.5 厘米（面积≈ 33.2 平方厘米），厚度控制在约 2 毫米。每贴膏药重约 13 克，每平方厘米重量误差 ±6%（即每平方厘米重量 0.39 克 ±0.02 克），确保膏药分布均匀。

③自然晾干后，用蜡纸密封包装，标注制作日期，存放于阴凉处。

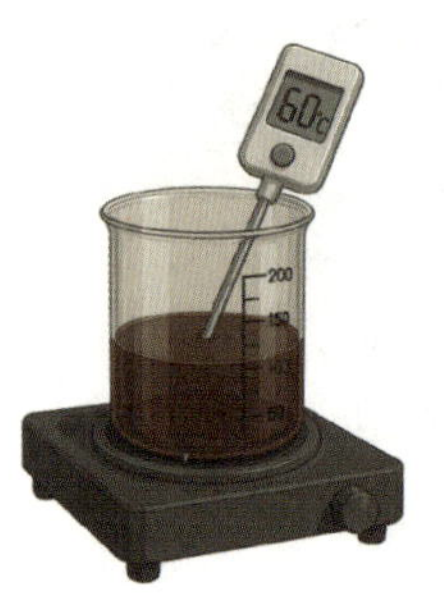

温度计测药油温度

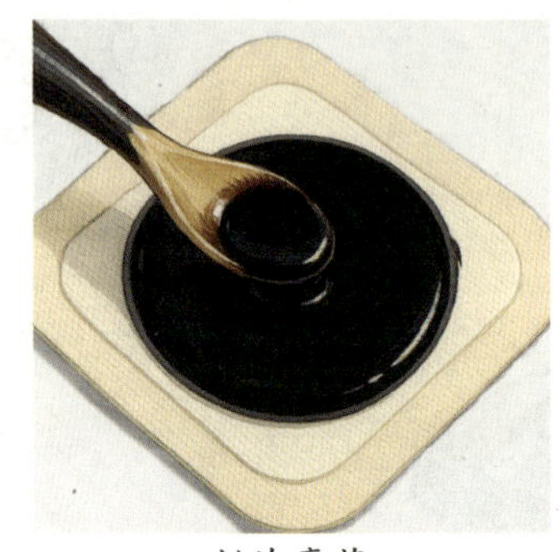
摊涂膏药

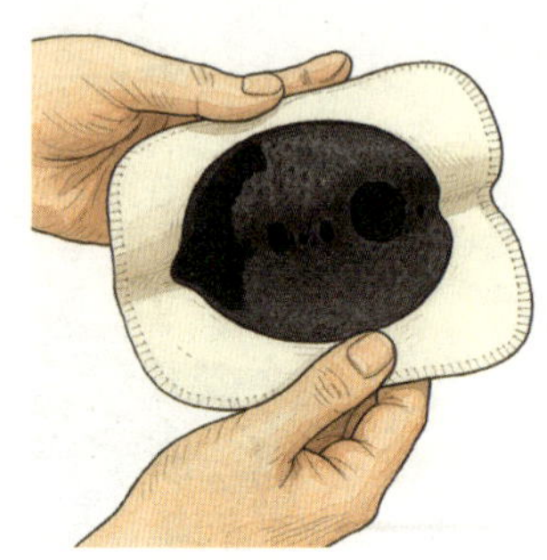
蜡纸密封包装

感官品质评价

1. 外观

膏体均匀透亮、油润细腻、老嫩适度；无颗粒杂质，无红斑，衬布无焦痕；摊涂均匀、无飞边缺口。

2. 气味

散发淡淡药香，无焦糊或酸败味。

3. 黏性测试

加热后能粘贴于皮肤上且不移动，轻拉不脱落，撕下无残留。

4. 重量误差

单位面积（平方厘米）膏药重量差异限度为 ±6%。

5. 膏药重量测试

取膏药 5 张，分别称定每张膏药总重量，剪取单位面积（平方厘米）的裱背，称定重量，换算出裱背重量，总重量减去裱背重量，即为膏药重量。

交流评价

一 评价维度与细则

1. 操作规范性（40 分）

（1）药材处理（15 分）：药材粉碎细度达标（24 目筛通过率≥ 95%），浸渍时间符合要求（夏季 8 小时 / 冬季 12 小时）。

（2）火候控制（15 分）：炸枯阶段严格遵循“大火转小火”口诀，炼油至“滴水成珠”为合格。

（3）成品包装（10 分）：膏药摊涂均匀（厚度 2 毫米 ±0.5 毫米），密封完整，标签信息清晰（含制作日期、成分）。

2. 成品品质（50 分）

由 5 人盲测团按“外观 – 气味 – 黏性 – 重量误差”打分（外观 20 分，其他 10 分 / 项），要求膏体透亮、药香纯正、贴敷无刺激、单位面积（平方厘米）重量差异限度 ±6%。

3. 创新与协作（10 分）

（1）提出改良方案（如添加高沸点食用芳香植物精油增香、凡士林替代红丹等），并提供文献资料佐证。

（2）团队分工明确，实验记录完整（如“火候控制日志”“品质评分表”）。

二 评价方法

1. 双盲测试

混入市售膏药，由评委盲测识别古法膏药，计算准确率。

2. 数据可视化

用柱状图展示各组“操作规范 – 成品品质 – 创新”得分对比。

三 常见问题与解决方案

1. 膏药黏性不足

（1）问题表现：膏药贴敷后易脱落。

（2）解决方案：增加红丹用量（多 5%），或延长炼油时间（多 10 分钟）。

2. 膏体硬化过快

（1）问题表现：摊涂时膏药变硬，难以塑形。

（2）解决方案：缩短炼油时间，或加入 5% 蜂蜡调节硬度。

3. 药油焦糊

（1）问题表现：炸枯阶段产生焦糊味。

（2）解决方案：降低火候，加快搅拌频率，遵循“青烟起时火调小”口诀。

通过本项目，学生将深入体会“外治之理即内治之理”的中医智慧，在古法膏药制作与现代科学探究的交融中，全面提升文化传承意识、劳动实践能力与创新思维。

一 传统文化传承

1. 古今对话

通过查阅文献资料，撰写中药膏药制作的“前世今生”报告。

2. 文化实践

开展“中医外治体验日”活动，模拟古代行军医师用膏药治疗跌打损伤的场景。

二 劳动技能提升

1. 精细操作训练

掌握“滴水成珠”火候判断技巧，学习摊涂膏药的力度与均匀性控制。

2. 质量意识培养

举办“膏药质检赛”，从重量误差、黏性、密封性等维度评分，制定“品质优化方案”。

三 科学探究与创新

1. 实验拓展

探究不同食用油（如麻油、茶油）对膏药感官品质影响，撰写“不同食用油类辅料对膏药感官品质影响”的报告。

2. 跨学科融合

结合化学课“氧化反应”知识，分析红丹与油脂反应的原理；利用物理课相关知识，通过查阅文献资料，分析影响膏药摊涂黏度的因素及控制方法。

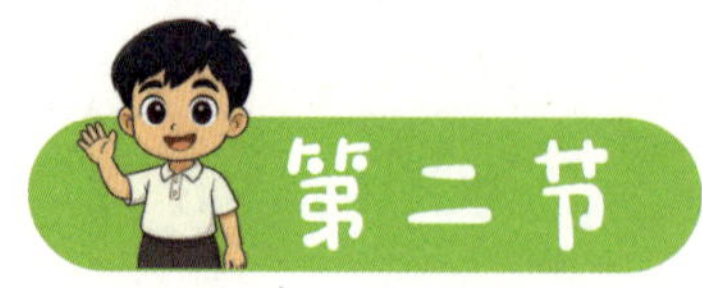

第二节

文武火候藏玄机，汤浓药效方始成

情境故事

冬日的清晨，寒风裹着细碎的霜花扑在窗棂上，发出簌簌的轻响。小福缩在被窝里，迷迷糊糊地听见院子里传来一阵断断续续的咳嗽声。他揉着眼睛爬起来，发现爷爷正弓着腰往砂锅里添水，灶台上散落着几包用麻绳扎好的中药。

“爷爷，您感冒了吗？”小福凑过去，一股清苦的药香立刻钻进鼻子。

爷爷不停咳嗽，往砂锅里丢了几片陈皮：“是啊，这几日天寒地冻，我这老骨头可经不起折腾。趁早熬点止嗽散祛寒，省得你们俩小崽子也被我传染。”

“止嗽散？就是书上说的‘宣肺解表、止咳化痰’的良方？”小福略带疑惑说道。爷爷用汤匙轻轻搅动药汤：“嗯，中药是老祖宗传下来的智慧。比如这止嗽散，能祛散寒邪、理气化痰。但要是火候没掌控好，药效可就大打折扣喽！”

“火候？熬药又不是炒菜，难道还要看油温？”小福歪着脑袋问。

“哈哈，这可比炒菜讲究多了！”爷爷擦了擦眼镜，指着砂锅说：“你看这锅里的水，大火烧开叫‘武火’，小火慢炖叫‘文火’。先用武火逼出药性，再用文火细细熬煮，就像驯服一匹烈马，急不得也慢不得。”

小福忽然想起什么，从书包里翻出一本《本草纲目》：“爷爷，书上说熬药要用砂锅，不能用铁锅，是真的吗？”

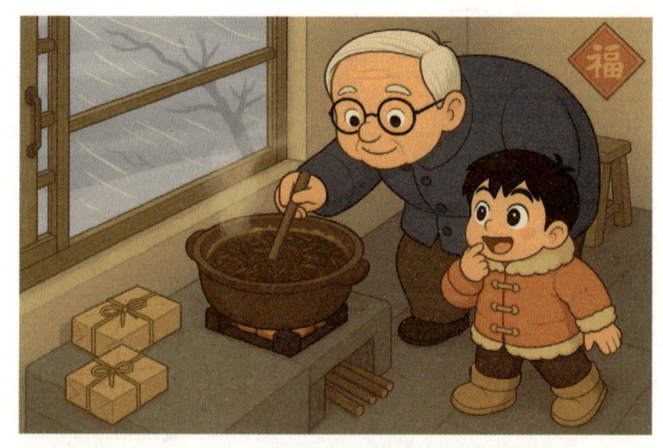

“当然！铁锅会和药里的成分‘打架’，轻则降低药效，重则生成毒性。”爷爷敲了敲砂锅壁说：“这砂锅就像个老伙计，受热均匀又温和，最适合跟药材‘交心’。”

“那……药材要不要先洗一

洗？上面可能还沾着泥呢！”小福捏起几片桔梗晃了晃。

“万万不可！”爷爷连忙摆手：“药材炮制时已清理干净，水一冲反而把药效冲跑了。得先用冷水泡透，让药材‘喝饱水’，才能更好地释放精华。”

小福听得入神，索性搬来小板凳，托着下巴问：“爷爷，能教我熬一次中药吗？我也想试试‘驯服烈马’！”

爷爷笑眯眯点头：“成！不过得先背熟‘火候三字经’——武火沸，文火温，勤搅拌，莫分神！”

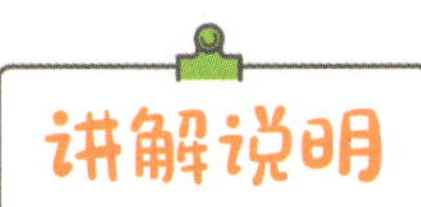

一 砂锅里的乾坤：熬药器具的秘密

熬药看似简单，实则处处是学问。就像战士需要趁手的兵器，熬药也得选对“搭档”。

1. 砂锅

受热均匀、性质稳定，是药材的“知心好友”。

2. 陶瓷锅或玻璃锅

次优选择，小心骤冷骤热会“闹脾气”。

3. 金属锅（铁、铜、铝）

绝对禁止！金属离子会与药汁“打架”，轻则降低药效，重则生成毒素。

小实验

用铁锅煮含鞣酸的中药（如五倍子），观察药液是否变黑，看看铁锅是不是“脱一层皮”，理解“禁忌原理”。

二 水火交融的艺术：熬药五部曲

1. 浸泡——唤醒沉睡的药性

药材像干渴的旅人，需用冷水浸泡 30~60 分钟“解渴”。

（1）禁忌：热水会让药材“受惊”，表面蛋白质瞬间凝固，锁死药性！

（2）分类浸泡

①花叶类（如薄荷）：泡 20 分钟，它们性

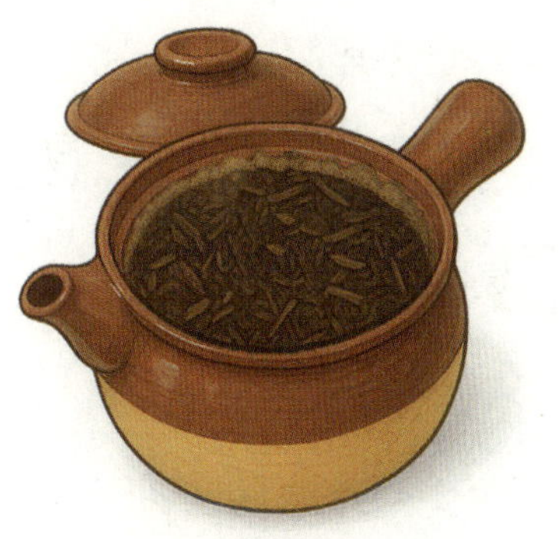
浸泡

子急！

②根茎类（如甘草）：泡 60 分钟，慢性子得慢慢哄。

③加水浸泡时，水的用量一般以水浸没药材且水面高出药材 2~3 厘米为宜。轻质类药材，如花、叶等，加水浸泡易上浮，还要确保药材完全浸没在水中。

2. 煎药——逼出药材精华

药材能治疗疾病，一般经过两次加水煎煮（逼出绝大部分精华），每次煎药包括两个不同的火候过程，即先武火煮沸，再文火慢炖。

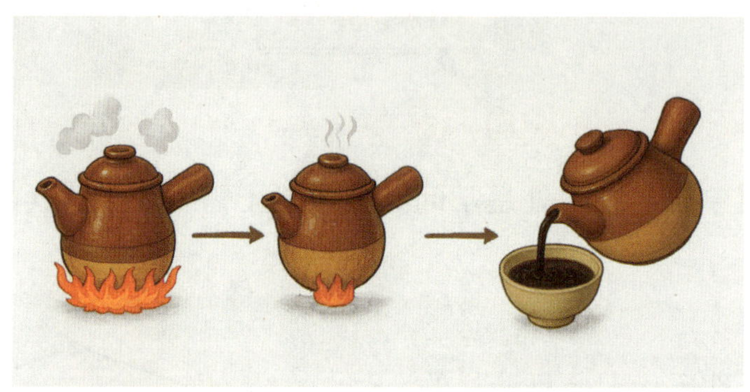

煎药

（1）先武火煎（冲锋号角）：大火煮沸，如同擂鼓进军，逼出药材表层精华。

（2）再文火炖（细水长流）：小火慢炖，像文火煲汤，深入提取药材深层药性。

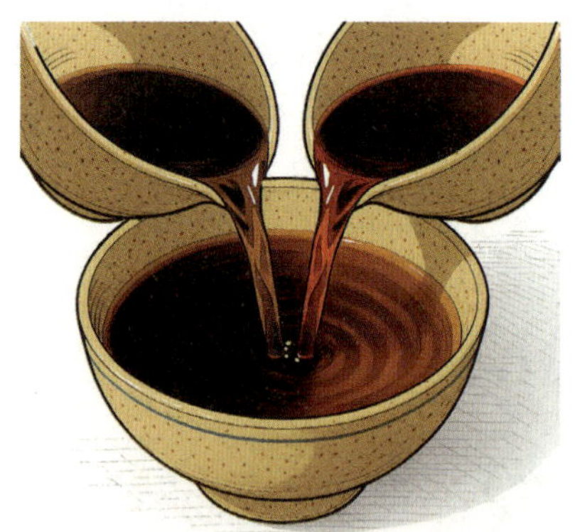

合并药液

3. 合并药液——均衡之道

（1）两次煎煮的药液混合，确保药力均匀。

（2）科学原理：第一次煎液浓度高，第二次煎液补足残留药性，两次混合后疗效更稳定。

4. 分装服用——智慧传承

药液分两次服用，顺应人体吸收节奏。

三 药材的“个性档案”：特殊煎煮法

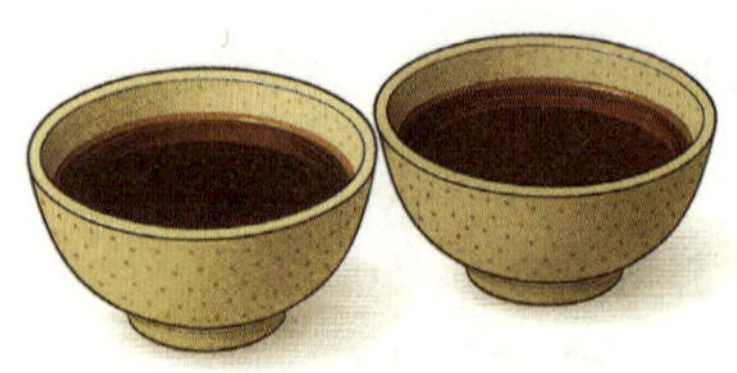

分装服用

1. 不“守规矩”的药材

（1）先煎药（如石膏）：“硬骨头”得单独煮 10 分钟，软化后再入诸药中。

（2）后下药（如薄荷）：“娇气包”怕久煮，关火前 5 分钟加入即可。

（3）包煎药（如车前子）：“调皮鬼”爱乱跑，纱布裹紧防“越狱”。

2. 趣味比喻

熬药就像指挥交响乐，先煎药是定音鼓，后下药是清脆三角铁，包煎药是安静的竖琴！

四 火候失控预警！常见问题急救包

1. 药液烧干

立刻关火，严禁加水补救！焦糊药可能含有致癌物质。

2. 药汁溢出

调小火，用筷子架起锅盖留缝隙。

3. 药味太淡

检查是否未浸泡或煎煮时间不足，根茎类药物需延长文火煎煮时间。

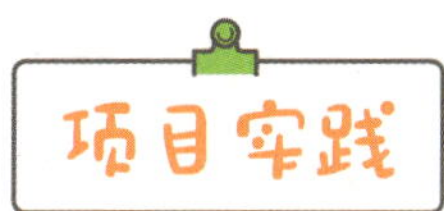

一 项目名称

中药汤剂熬制：谁是“火候掌控师”。

二 项目设计

材料与仪器

1. 材料

荆芥 9 克，桔梗 6 克，紫菀 9 克，百部 9 克，白前 9 克，陈皮 6 克，甘草 3 克。

2. 仪器

砂锅（2 升）1 个，汤匙 1 把，电磁炉（2000 瓦）1 个，烧杯（500 毫升 2 个，1000 毫升 1 个）3 个，托盘天平 1 台。

操作场所

有水源和电源的实验室。

操作人员

2~3 人一小组。

实验内容

1. 中药汤剂的熬制

称取中药饮片备用。将称取好的中药装入砂锅，加入冷水浸泡 30~60 分钟。将盛有中药的砂锅放置在电磁炉上，开大火煮至沸腾，转小火慢慢煎熬，保持微沸状态，煎药过程中要搅拌药料 2~3 次，趁热过滤，留取药液。再次将盛有中药药渣的砂锅放置在电磁炉上，加水，参照第 1 次煎煮的火候控制，进行第 2 次煎煮，趁热过滤，得到第 2 次煎药液。将两次煎药液合并，混匀，等量分成 2 份，每次服用 1 份。

2. 汤剂感官品质评价

中药汤剂应为半透明或不透明的黄棕色，具有原中药的特征气味。可以通过肉眼观察、嗅觉等形式，感官评价中药汤剂品质。

三 项目实施

1. 中药汤剂的熬制

（1）熬制前处理

分别称取荆芥 9 克，桔梗 6 克，紫菀 9 克，百部 9 克，白前 9 克，陈皮 6 克，甘草 3 克，混合，备用。

（2）浸泡

将称取好的中药装入砂锅，将药放至砂锅底部，加入冷水，需超过药物表面 2~3 厘米，浸泡 30~60 分钟。

（3）第 1 次煎煮

将盛有中药的砂锅放置在电磁炉上，开大火煮至沸腾，转小火慢慢熬制，并保持微沸状态 30 分钟，熬制过程中要搅拌药料 2~3 次，趁热过滤，留取药液约 200 毫升。

（4）第 2 次煎煮

再次将盛有中药药渣的砂锅放置在电磁炉上，再次加水没过药物表面 1~2 厘米，大火煮至沸腾，再转小火煮 20 分钟，熬制过程中要搅拌药料 2~3 次，趁热过滤，留取药液约 200 毫升。

（5）服法

将第 1 次煎药液和第 2 次煎药液合并，混匀，等量分成 2 份，每次服用 1 份。

2. 汤剂感官品质评价

（1）色泽观察：色泽是否均匀。

（2）透明度：肉眼观察其透明程度，判断是否有异物。

（3）气味鉴别：闻其气味，判断是否有异味，是否有焦糊味，是否有霉烂味。

一 评价维度与细则

1. 操作规范性（40 分）

（1）器具选择（10 分）：正确使用砂锅，未接触金属器具，浸泡前不水洗药材。

（2）火候控制（15 分）：武火煮沸时间≤ 5 分钟，文火保持微沸状态，无溢锅和烧干现象。

（3）分装规范（15 分）：两次煎煮药液合并均匀，分装剂量误差≤ 10%。

2. 汤剂品质（50 分）

（1）理化指标（20 分）：药液总量≥ 400 毫升（两次煎煮液合并），煎煮后药材残渣无明显硬芯。

（2）感官评分（30 分）：由 5 人盲测团按“色泽 – 透明度 – 气味”打分（10 分 / 项），要求汤液呈黄棕色、无焦糊味、无异物。

3. 创新与协作（10 分）

（1）流程优化（5 分）：提出改进方案（如调整浸泡时间、煎煮时间、搅拌频率等），并提供文献资料佐证。

（2）团队配合（5 分）：组员分工明确（如一人控火、一人计时、一人记录），操作无安全疏漏。

二 评价方法

1. 双盲测试

混入市售中药汤剂，请评委通过气味和色泽辨别自制汤剂，验证药香纯正度。

2. 数据可视化

中药汤剂一般是中药经过两次加水煎煮的煎药液，可进行多次加水煎煮，绘制“煎煮次数－药液色泽”曲线图，并分析曲线的变化规律。

三 常见问题与解决方案

1. 药液烧干

（1）问题表现：砂锅底部出现焦糊痕迹，药味发苦。

（2）解决方案：煎煮时定时观察水量，若水量过少则在文火阶段添加温水（勿用冷水）。

2. 药效不明显

（1）问题表现：服用后无发汗或祛寒效果。

（2）解决方案：检查药材是否浸泡透、文火煎煮时间是否充足，根茎类需延长煎煮时间至 30 分钟。

3. 药液浑浊

（1）问题表现：汤剂中有悬浮杂质，透明度低。

（2）解决方案：过滤时使用双层纱布，或静置药液后再过滤、分装。

通过“中药汤剂熬制”的项目实践，学生不仅能掌握传统技艺，更能在劳动中感悟“一汤一药皆匠心”，让中医药文化在新时代少年手中薪火相传！

一 传统文化传承

1. 非遗体验活动

邀请中医师演示传统“炭火熬药”，学生用砂锅模拟操作，录制“古法熬药视频”。

2. 文化输出活动

用药渣制作植物染料，染制手帕或书签，标注“中药文化”主题。

二 劳动技能提升

1. 精准操作训练

设定“武火转文火”计时任务，误差≤ 1 分钟者获得“火候大师”称号。

2. 质量意识培养

用量杯练习药液分装，要求两份剂量误差≤ 5 毫升，培养细致操作习惯。

三 科学探究创新

1. 实验拓展

通过设计水煎药实验方案，探究最佳煎药时间（假设最佳煎药时间的药液设定为：既保证有一定药量，又有一定浓度）。

2. 跨学科融合

结合物理课“热传导”原理，分析砂锅受热特性；根据渗透压原理，分析中药水浸泡的最佳时间。

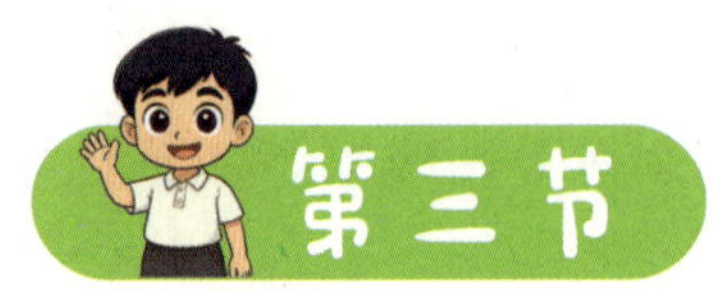

手作驱蚊金银露，清凉无痒度盛夏

夏日的阳光炙烤着青石板路，蝉鸣声此起彼伏。小闽拖着行李箱，跟在妈妈身后，穿过蜿蜒的田埂。远处，一座白墙灰瓦的小院映入眼帘，屋檐下挂着一串风铃，叮咚作响。

“姥姥！我来啦！”小闽飞奔进院子，扑进姥姥怀里。姥姥的围裙上沾着几片薄荷叶，手里还攥着一把金银花，笑眯眯地说：“丫头，这后院的蚊子可凶了，你小心变成‘红豆冰棍’！”

果然，没过两天，小闽的胳膊、腿上就冒出了几个红肿的包，痒得她直跺脚。姥姥从木柜里翻出一个青花瓷喷瓶，对着小闽的胳膊轻轻一喷。

“哇！凉丝丝的，一下子就不痒了！”小闽瞪大眼睛说：“这是啥宝贝？”

“这是姥姥用金银花做的驱蚊露，是老祖宗传下来的方子！”姥姥擦擦手，拉着小闽坐到竹椅上：“知道金银花的来历不？古时候有对姐妹叫金花和银花，为救乡亲们采药感染了瘟疫，化作满山黄花。后来啊，这花初开银白，再变金黄，就叫‘金银花’了。”

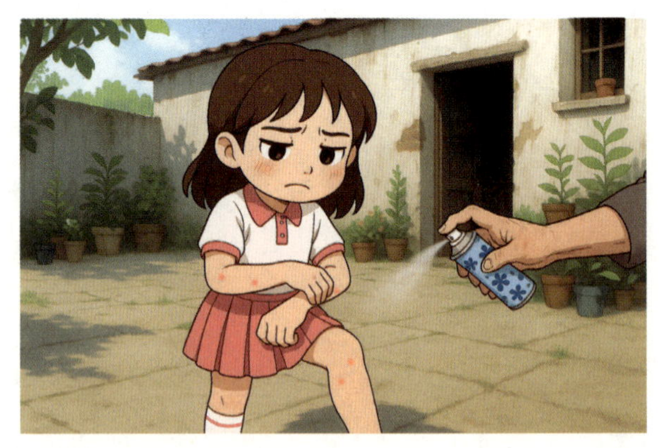

小闽托着下巴，眼睛发亮：“我也要学做驱蚊露！姥姥快教我！”

“成！”姥姥从藤筐里翻出几束干花：“金银花能清热解毒，薄荷能清凉止痒，再用酒精一泡，蚊子见了都得绕道走！”她指了指墙角的老式木架：“瞧，工具都备好了，咱这就开工！”

讲解说明

一 金银花：夏日里的“解毒仙子”

金银花是忍冬科藤本植物忍冬 *Lonicera japonica* Thunb. 的干燥花蕾或带初开的花。它的名字源自花朵颜色的奇妙变化，初开时洁白如银，两三天后转为金黄，仿佛金银同株。在我国具有悠久的药用历史，早在《神农本草经》中就有记载，梁代著名医学家陶弘景在《名医别录》中将其列为上品；《本草纲目》记载，金银花能“清热解毒，凉血消肿”，是治疗热毒疮痈的良药，其所含的绿原酸和木犀草苷等成分能抑制细菌和病毒，难怪古人用它驱疫辟秽！

二 薄荷：清凉世界的“绿精灵”

薄荷为唇形科植物薄荷 *Mentha haplocalyx* Briq. 的干燥地上部分，其清凉感来自叶片中的“薄荷脑”，这种物质能激活皮肤上的“冷感受器”，瞬间带来冰爽体验。中医学认为薄荷能“疏风散热，清利头目”，蚊虫叮咬后涂抹薄荷汁液，能快速止痒。不过，薄荷的香气分子非常脆弱，高温或暴晒会破坏它的清凉魔力哦！

三 酒精：安全提香的“隐形助手”

制作驱蚊露必须使用 75% 医用酒精。酒精浓度过高会刺激皮肤，过低则无法有效提取有效成分。酒精像一位“溶剂猎手”，能快速穿透植物细胞壁，“捕获”金银花和薄荷中的活性物质。

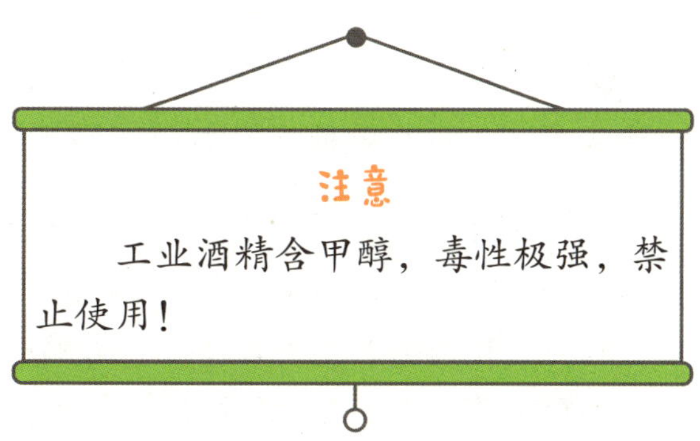

四 花露水的“三重密码”

1. 感官密码

优质花露水应清澈透亮、色泽均匀，散发自然的草木清香，无酒精味。

2. 理化密码

密度适中，久置不分层；酸碱度接近皮肤，温和不刺激。

3. 安全密码

通过专业检测，确保无重金属、甲醇等有害物质。应确保所有材料和工具在使用前都已清洁干净，以保证产品的卫生安全。

五 古法新用的科学原理

浸泡提取法看似简单，实则暗藏玄机。

（1）剪碎药材：增大接触面积，让酒精更快“抓取”有效成分。

（2）定时摇晃：帮助溶剂充分流动，避免药材结块。

（3）低温避光：保护薄荷脑等娇贵成分不被热力破坏。

一 项目名称

古法新制：金银花薄荷驱蚊露。

二 项目设计

材料和仪器

1. 材料

干金银花 5 克、干薄荷各 5 克（或鲜品各 50 克），75% 医用酒精 500 毫升，纯净水 5 升，吸水纸或定性滤纸（直径 15 厘米）3 张。

2. 仪器

500 毫升广口玻璃瓶 2 个，100 毫升量筒或量杯 1 个，电子天平（最大称量 ≥ 500 克，精度 0.1 克）1 台，不锈钢剪刀 1 把，100 目不锈钢过滤器 1 套，50 毫升塑料喷壶 3 个，25 毫升玻璃试管 5 支，塑料脸盆 1 个。

实施场所

配备电源、水源的实验台，远离明火，通风良好。

操作人员

2~3 人一组，佩戴护目镜和手套。

实验内容

1. 自制金银花薄荷驱蚊露

通过 75% 医用酒精浸泡提取金银花与薄荷中的有效成分，过滤后稀释制成花露水，灌装即可。

2. 花露水品质感官评价

在适宜的光线条件下，通过观察花露水的色泽和清晰度，判断是否有杂质和异物；同时使用吸水纸或滤纸蘸取少量花露水，通过嗅觉来评价其香气，高品质花露水有舒适的香气，令人感到愉悦，这是花露水品质的重要体现。这两个步骤就可以初步评价花露水品质。

三 项目实施

自制金银花薄荷驱蚊露

1. 药材预处理

（1）鲜品处理：若使用新鲜金银花、薄荷，先用流动清水洗净表面尘土，再平铺于吸水纸上，于阴凉处晾干。

（2）干品称量：用电子天平称取干金银花、干薄荷各 5 克（误差≤ 0.1 克）。

2. 剪碎药材

用不锈钢剪刀将金银花和薄荷剪成细碎颗粒（0.5~1 毫米），装入广口玻璃瓶。

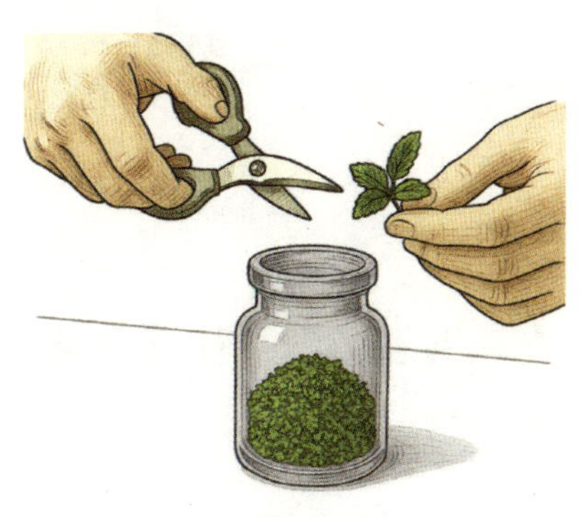
剪碎药材

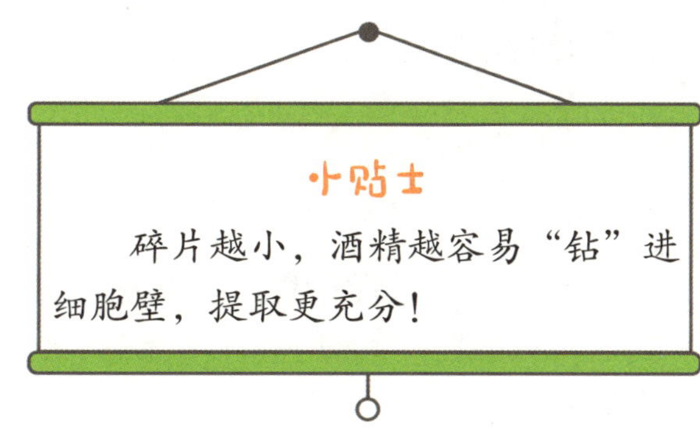

3. 酒精浸泡

（1）向广口玻璃瓶中倒入 75% 医用酒精，确保液面高出药材 2~3 厘米（约需酒精 200 毫升）。

（2）盖紧瓶盖，标记“浸泡开始时间”，放置在阴凉避光处。

（3）定时摇晃：每隔 20 分钟轻轻摇晃玻璃瓶 1 分钟，持续 3~4 小时，促使有效成分释放。

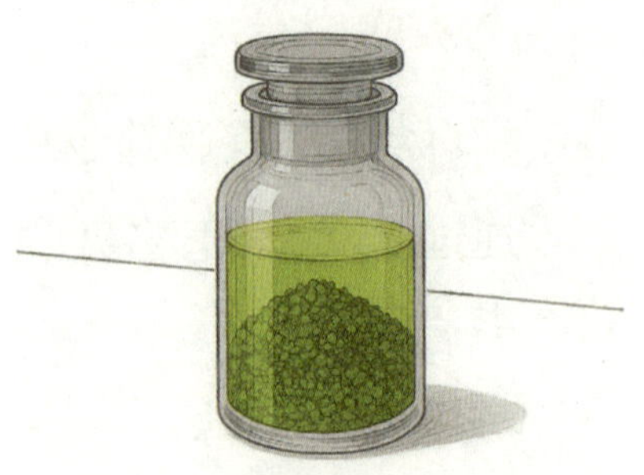

酒精浸泡

4. 过滤提取液

（1）过滤提取液：将浸泡后的提取液通过不锈钢漏斗（或滤纸）过滤，量筒测量滤液体积，并做好记录，滤液置干净的玻璃瓶中，瓶盖拧紧，即为金银花薄荷驱蚊露原液。原液可以直接使用，也可以根据个人喜好和使用需求，进一步用凉开水或纯净水稀释后使用。

（2）观察滤液颜色：优质提取液应呈淡绿色，透亮无浑浊。

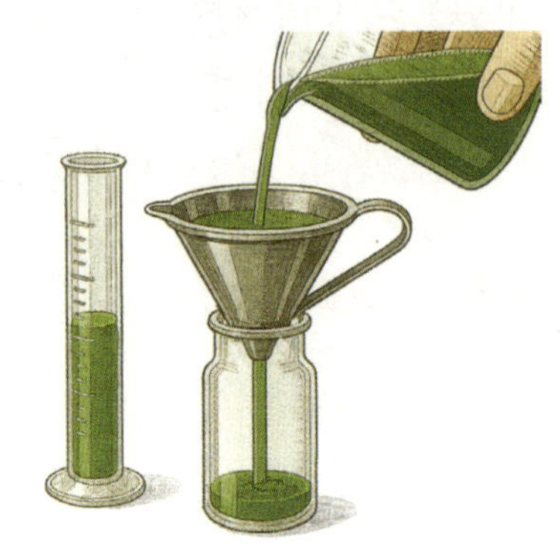

过滤提取液

5. 稀释灌装

（1）按原液与水 1∶1 的比例进行稀释，即取原液和纯净水各 25 毫升，倒入 50 毫升塑料喷壶中，摇匀，产品中酒精含量约为 37%。

（2）贴标签：标注“金银花薄荷驱蚊露”、制作日期、制作者姓名。

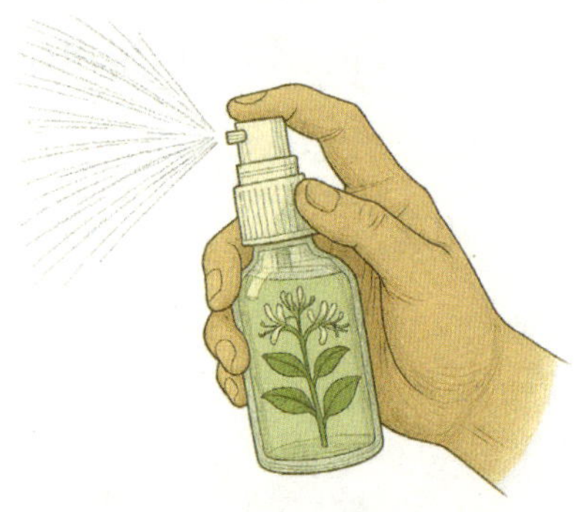

稀释灌装

驱蚊露品质感官评价

1. 色泽观察

（1）取 25 毫升驱蚊露倒入透明玻璃试管中，在室温和非阳光直射下观察。

（2）合格标准：颜色均匀，呈淡绿色，无沉淀和悬浮物。

2. 香气鉴别

（1）用吸水纸条（或用滤纸替代）一端蘸入驱蚊露中，深度控制在 1~2 厘米，置于鼻前 10 厘米处轻嗅。

（2）合格标准：清新草木香为主，香气应让人愉悦，无刺鼻酒精味和酸败异味。

3. 清晰度检测

（1）取 5 毫升花露水，在室温和非阳光直射下，距观察者 30 厘米处平视。

（2）合格标准：液体清澈透明，无杂质、异物、黑点。

一 评价维度与细则

1. 操作规范性（40 分）

（1）药材处理（15 分）：剪碎程度均匀（0.5~1 毫米），无大块残留。

（2）酒精用量（10 分）：液面高度符合要求（高出药材 2~3 厘米），确保药材完全被浸泡。

（3）过滤操作（15 分）：滤液清澈无浑浊，无植物碎渣残留。

2. 成品品质（50 分）

（1）色泽（20 分）：淡绿色、透亮无沉淀为优，浑浊、分层扣分。

（2）香气（20 分）：清新草木香满分，刺鼻酒精味、酸败异味扣分。

（3）止痒效果（10 分）：试用后 3 分钟内止痒为合格。

3. 创新与协作（10 分）

提出改良建议（如添加芦荟增强保湿等），并提供文献资料佐证。

二 评价方法

1. 双盲测试

（1）匿名编号驱蚊露，由教师、家长代表、学生评委独立评分。

（2）设置“问题样本”（如浑浊的驱蚊露）考验评委鉴别能力。

2. 数据可视化

（1）用柱状图展示各组“操作规范 – 成品品质 – 创新”得分对比。

（2）制作“常见失误排行榜”：如药材未剪碎、滤液不清澈、酒精过量等。

三 常见问题与解决方案

1. 药材未充分剪碎

（1）问题表现：酒精提取效率低，有效成分释放不足。

（2）解决方案：使用不锈钢剪刀剪成 0.5 毫米以下大小的碎片。

2. 过滤液浑浊

（1）问题表现：药渣残留导致驱蚊露有杂质。

（2）解决方案：采用滤纸多次过滤确保澄清。

3. 酒精气味刺鼻

（1）问题表现：稀释比例不当，酒精含量过高。

（2）解决方案：严格按原液和水 1∶1 比例稀释原液，混匀、静置后再使用。

通过本项目，学生不仅能掌握传统技艺与现代科学的融合之道，更能在劳动中感悟中医药文化的博大精深，成长为兼具创新思维与社会责任感的新时代少年！

一 传统文化传承

1. 传统智慧守护者

录制“百草故事”音频，讲述金银花的传说与药用文化；设计“古今驱蚊法”对比海报，展示艾草烟熏与现代花露水驱蚊的应用演变。

2. 文化输出活动

用驱蚊露原液调制草木染颜料，制作“夏夜萤火”扎染方巾；设计“中药驱蚊露”文创包装，融入剪纸与书法元素。

二 劳动技能提升

1. 精细操作训练

学习用三角玻璃漏斗快速过滤药渣的规范操作，避免杂质混入滤液。

2. 质量意识培养

开展“驱蚊露质检员”角色扮演，模拟工厂质检流程，剔除浑浊和有异味的不合格品。

三 科学探究与创新

1. 实验设计

分析影响金银花薄荷驱蚊露制作效果的可能因素，撰写《金银花薄荷驱蚊露研制方案的设计报告》。

2. 跨学科拓展

结合化学课，通过查阅文献，分析 75% 酒精浸泡提取金银花和薄荷的化学成分，撰写《金银花薄荷驱蚊露的化学成分》报告。

蒸馏萃取探香秘，本草精华蕴芳华

“爷爷，您又在熬药呀？这味道和之前的不一样呢！”小福刚踏进院子，就被一股清冽的草木香吸引到了厨房。灶台上的砂锅咕嘟咕嘟冒着热气，爷爷正用竹扇轻轻扇动药汤，额头上沁出细密的汗珠。

爷爷擦了擦汗，笑眯眯地说：“这是医生新开的方子，加了藿香、佩兰、苍术这些药材，说是能‘芳香化湿’。最近天气闷热，湿气缠人，我这老骨头可得靠它们护着喽！”

小福凑近砂锅深吸一口气，眼睛顿时亮了起来：“哇！这味道像薄荷糖一样清爽，闻着脑袋都不晕了！”他忽然想起什么，转身从书包里掏出一个玻璃瓶：“对了爷爷，上周科学课老师带我们做了橘子皮精油提取实验，您看！”瓶底沉着几滴金黄色的油珠，在阳光下泛着微光。

爷爷戴上老花镜端详，连连点头：“不错不错！不过中药精油可比这讲究多啦。殷商时期宫里就用精油熏香治病，现在还能做药膏、香皂，甚至加到点心里调味呢！”

“点心？精油还能吃？”小福惊讶得差点打翻瓶子：“那……这些中药的香味是怎么变成精油的？用榨汁机吗？”

爷爷被逗得哈哈大笑：“傻孩子，芳香中药的‘香气’其实是藏在细胞里的挥发性成分，得用特殊方法‘请’出来。”他指向墙角的木架：“瞧见那些玻璃管没？当年我在药厂工作，天天和蒸馏装置打交道。走，爷爷教你做个真正的‘芳香猎人’！”

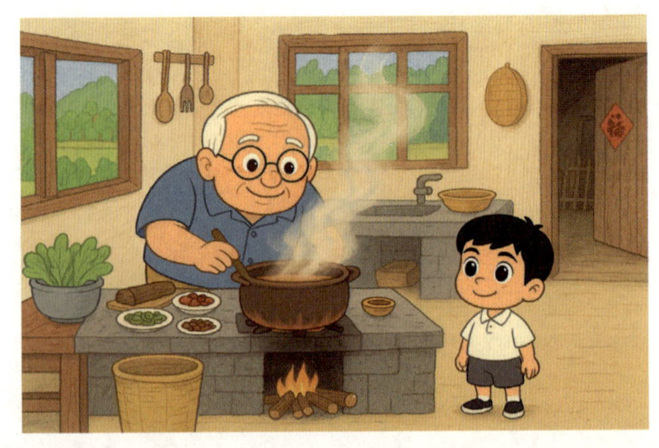

爷爷一边安装着玻璃管器材，

一边说：“从芳香中药中提取精油的方法比较多，比如蒸馏法、萃取法、吸附法等等，精油纯度较高的常用提取方法是蒸馏法。”

如何锁住每一缕精油香气？让我们一起来设计蒸馏法提取方案。

一 香气从哪里来

植物的香气并非偶然，而是其生存智慧的体现。薄荷的清凉、陈皮的苦涩、桂花的甜香，我们其实是在感受植物散发的“化学信号”。这些信号来自植物细胞中“小油囊”里的物质，专业名称叫“挥发油”。它们就像植物的“语言”，既能吸引昆虫传粉，又能驱赶天敌，甚至在受伤时帮助杀菌疗伤。

二 穿越千年的芳香之旅

早在三千多年前的商朝，人们就发现某些草药燃烧后会散发出特殊香气，《周礼》记载着专职“香医”用熏香驱疫，宫廷贵族用芳香草药沐浴疗疾。明朝李时珍在《本草纲目》中记录了茉莉花、玫瑰花等数十种芳香中药的药用价值，详述其“开窍醒神、辟秽化湿”之效。到了现代，科学家用精密仪器“解码”香气，发现薄荷脑能提神醒脑，桉叶油能舒张支气管、缓解咳嗽……这些发现让古老智慧焕发新生。

三 捕捉香气的魔法工具

1. 蒸馏法（适合初学者）

（1）原理：利用水蒸气“打包”挥发性成分（分压原理），冷却后油水自动分层。

（2）比喻：就像用蒸笼蒸包子，蒸气带着馅料香味飘出，遇冷凝结成为水珠。

2. 冷压法（常用于柑橘类）

（1）操作：像榨果汁一样挤压果皮，让油囊破裂释放精油。

（2）注意：必须低温操作，否则会破坏娇嫩的香气分子。

3. 溶剂萃取法（实验室常用）

（1）秘诀：用酒精等溶剂“钓”出香气，再蒸发溶剂获得纯油。

（2）危险提示：需专业人员指导，自行操作易残留有害物质！

四 小小蒸馏大学问

1. 装置搭建口诀

烧瓶装药三分满，冷凝水管逆流穿，
接口严密防漏气，油水分层见真章。

2. 火候控制三字经

大火煮沸小火蒸，定时添水如添灯，
焦味一出前功弃，耐心才是制香人。

3. 精油品质四步鉴

（1）一看：优质精油透明均匀，浑浊说明含有杂质。
（2）二闻：应有植物本味，焦糊味或酒精味是败笔。
（3）三试：滴 1 滴精油在纸巾上，挥发后无痕者纯度高。
（4）四涂：手背试用无刺激性，辣痛过敏要警惕！

五 精油里的科学密码

化学家发现，精油的主要成分可分为三大“家族”。
（1）萜类化合物（如薄荷脑）：擅长清凉止痛，是风油精的主力军。
（2）芳香族化合物（如桂皮醛）：温暖辛辣，能促进血液循环。
（3）脂肪族化合物（如鱼腥草素）：抗感染小能手，但气味“有个性”。

一 项目名称

芳香中药精油蒸馏提取分离及其品质的感官评价。

二 项目设计

材料和仪器

1. 材料

芳香中药（干品或鲜品，如薄荷）100 克，需标识鉴定芳香中药的植物学名和鉴定人。

2. 蒸馏装置仪器

（1）玻璃仪器：蒸馏接头 1 个，弯管 1 个，50 厘米长直型冷凝管 1 个，500 毫升具塞三角瓶 1 个，1000 毫升圆底烧瓶 1 个，以上均为 24 接口；500 毫升梨形分液漏斗 1 个，10 毫升具塞刻度试管 1 支。

（2）其他仪器：温度计 1 支，乳胶管（5 毫米 ×7 毫米规格）3 米，胶皮塞 24 接口 1 个，1000 毫升电热套 1 台，铁架台 3 个，铁圈 1 个，烧瓶夹和十字夹各 2 个。

实施场所

有电源和锥形接口水龙头流动水的实验台。

操作人员

2~3 人一小组。

实验内容

1. 芳香中药精油蒸馏提取分离

芳香中药除了富含挥发性成分外，还含有其他非挥发性成分，在蒸馏过程中，当加热到 100℃，产生总蒸气压（水蒸气气压和各挥发性成分所产生气压之和）大于 1 个大气压时，发生蒸馏现象，挥发性成分随水蒸气蒸馏，非挥发性成分则留在药渣中不被蒸馏，收集蒸馏液体，静置，分层，提取精油层，即可。

2. 精油品质感官评价

精油以透明、色泽均匀、无异物、无异味为佳。可通过肉眼观察、嗅觉、涂抹等形式，感官评价精油品质。

三 项目实施

1. 芳香中药精油蒸馏提取分离

（1）称取芳香中药 100 克（如薄荷），鲜品剪碎（或干品粉碎），装入 1000 毫升圆底烧瓶，加蒸馏水（或纯净水）至一半圆底烧瓶体积（最多不超过圆底烧瓶三分之二体积），套在电热套上，铁架台固定；接上蒸

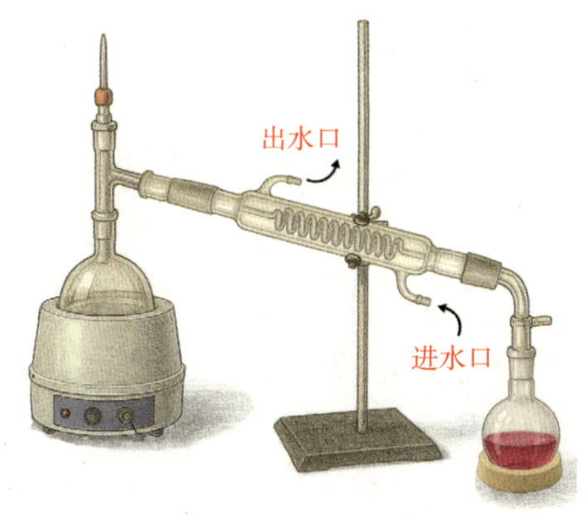

蒸馏提取分离

馏接头、冷凝管、弯管和具塞三角瓶，并用铁架台固定；乳胶管套在冷凝管进出水口（注意低端口接水龙头进水口，较高端口接水龙头出水口）。

（2）打开水龙头，水从出水口流出后，打开电热套电源，开始加热。观察到蒸馏液流出时开始计时，在蒸馏过程中，要观察圆底烧瓶中的水量（若有必要，可以补充水），大约 3 小时后，取出具塞三角瓶，将蒸馏液倒入梨形分液漏斗，静置，分层，分液漏斗萃取精油，移入 10 毫升具塞刻度试管，目测体积，求精油的得率（毫升 / 克），贴上标签（信息包括芳香中药名称、精油毫升数、提取时间、操作者）。

（3）要做好实验过程记录，实验结束后，要关闭电源，再关闭水龙头，并及时拆卸蒸馏装置，清洗玻璃仪器，并规范摆放，清洁实验台面。经老师确认后，方可离开实验室。

2. 精油品质感官评价

（1）提取精油得率：观察刻度试管，目测精油量，求精油的得率（毫升 / 克），即每克药材获得精油的毫升数。

（2）色泽观察：颜色及其色泽是否均匀。

（3）透明度：肉眼观察其透明程度，判断是否有异物。

（4）气味鉴别：取少许精油，涂抹在手背上，闻其气味，判断是否有异味，是否有焦味。

（5）纯度鉴别：取 1 滴精油，点在滤纸上，经过一段时间挥发，观察滤纸上是否留下水迹，如果有水迹，说明精油含水，水迹越大，水分越多，精油纯度越低。

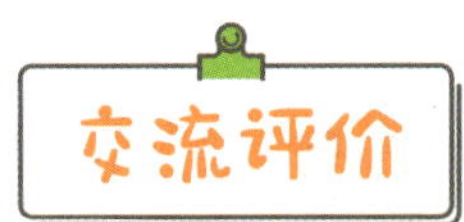

一 评价维度与细则

1. 操作规范性（40 分）

（1）装置搭建（15 分）：蒸馏装置接口严密无漏气，冷凝管进出水方向正确（低进高出），仪器固定稳固。

（2）火候控制（15 分）：电热套温度稳定，蒸馏速度均匀（每秒 2~3 滴），无烧焦或中途断水现象。

（3）液 - 液萃取操作（10 分）：分液漏斗使用规范，分层清晰，精油层未混入水相。

2. 成品品质（50 分）

（1）理化指标（20 分）：精油得率≥ 0.5%（鲜品）或≥ 0.2%（干品）（15 分），滤纸测试无水迹（5 分）。

（2）感官评分（30 分）：由 5 人盲测团按“色泽 – 透明度 – 气味 – 纯度”打分（7.5 分 / 项），要求精油透明不浑浊、香气纯正无焦糊味。

3. 创新与协作（10 分）

（1）工艺改良（5 分）：提出优化提取方案（如预浸泡药材或调整蒸馏时长等），并提供文献资料佐证。

（2）团队配合（5 分）：组员分工明确，操作衔接流畅，无安全疏漏。

二 评价方法

1. 双盲测试

混入市售薄荷精油，测试评委对自制精油的识别率，验证香气纯正度。

2. 数据可视化

（1）记录“蒸馏时长 – 精油得率”曲线，分析蒸馏时长与精油得率的相关性。

（2）取少量精油置具塞透明试管中，在室温可见光下放置一段时间，观察精油性状随放置时间变化的现象。

（3）统计“冷凝管堵塞”“分液混淆”等高频问题，制作“蒸馏操作失误排行榜”。

三 常见问题与解决方案

1. 精油得率过低

（1）问题表现：刻度试管中精油量远低于预期。

（2）解决方案：检查药材粉碎细度（鲜品剪碎至 1 厘米段，干品过 10 目筛）；延长蒸馏时间，确保挥发性成分充分释放。

2. 精油混入水分

（1）问题表现：滤纸测试后留有明显水迹，纯度不达标。

（2）解决方案：萃取前静置时间延长；分液漏斗放液时控制流速，且分液漏斗顶部活塞上的凹槽或小孔对准漏斗上口颈部的小孔，避免回流气泡扰动界面分层；液 – 液萃取时，需规范使用分液漏斗，下层液体从分液漏斗底部放出，上层液体从分液漏斗颈部倒出。

3. 蒸馏液焦化

（1）问题表现：圆底烧瓶底部药材炭化，精油有焦苦味。

（2）解决方案：蒸馏时，确保圆底烧瓶里有足量的水；电热套调至中火，避免局部过热。

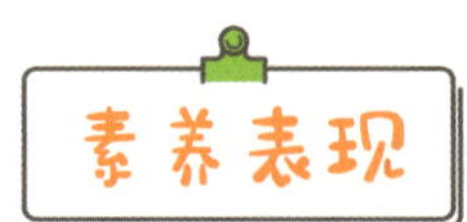

通过中药精油提取的学习与实践，将传统技艺与现代科学相结合，在劳动实践中深化对中医药文化的理解，体会劳动创造的价值，培养综合素养与创新思维。

一 传统文化传承

1. 古今对话

通过查阅芳香中药文献，撰写“中草药芳香疗法的前世今生”，并绘制“芳香疗法历史脉络图”。

2. 文化输出活动

拜访老药工，记录“芳香药材”的采集与炮制口诀，整理成“芳香密码”实践手册。

二 劳动技能提升

1. 精准操作训练

开展“蒸馏装置速装挑战赛”，要求学生在 10 分钟内完成蒸馏装置的规范组装，并通过水蒸气模拟测试，达标者颁发“仪器操作能手”证书。

2. 质量意识培养

使用电子天平进行药材精准称量（误差 $\leq$ 0.1 克），通过“盲称挑战”提升手感与目测能力；规范操作分液漏斗。

三 科学探究创新

1. 实验拓展

设计“不同蒸馏时长对精油得率的影响”实验，绘制“时间－产量”曲线。

2. 跨学科融合

结合化学课“蒸馏原理”，分析沸点超过100℃的精油成分被蒸馏的原理；规范蒸馏装置搭建和拆卸流程。